健康ライブラリー
スペシャル

五十嵐良雄●メディカルケア虎ノ門院長 監修

# 発達障害の人が長く働き続けるためにできること

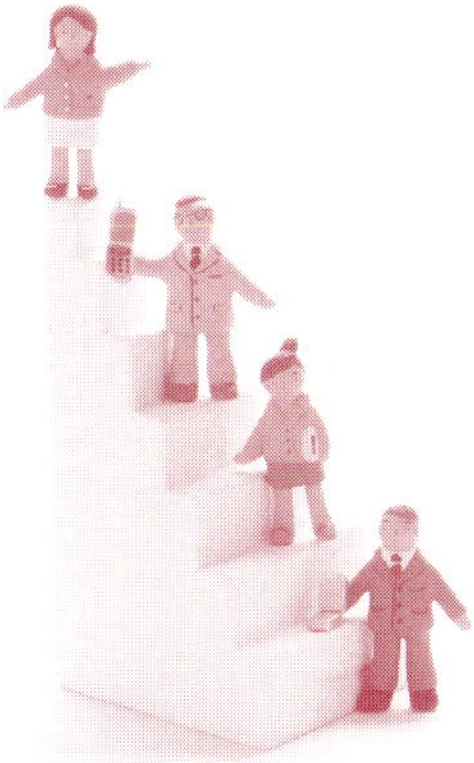

講談社

# まえがき

　メディカルケア虎ノ門では、うつ病や躁うつ病などの心の病気で休職した人のための復職支援プログラム（リワーク・プログラム）を、二〇〇五年から実施しています。

　近年、そのプログラムの利用者のなかに、発達障害の人が目立つようになってきました。発達障害があるためにコミュニケーションや作業の同時進行などが苦手で、働くことが困難になり、うつ病などの二次障害に苦しんで休職する人が、増えているようです。

　当院では、そういった患者さんたちへの治療をおこなうなかで、発達障害の人の職場復帰を支えるノウハウが蓄積されてきました。そこで二〇一三年から、リワーク・プログラムのなかに発達障害向けに「ＳＳＲ」というプログラムをもうけました。

　本書は、そのような経験をふまえ、当院の医師、スタッフがおこなっている、発達障害の人の「働くこと」への支援をまとめたものです。

　働きはじめてからさまざまな困難に直面し、自分の発達障害に気づいた人に向けて、仕事を続けるためにできることを、具体的に解説しています。患者さんも家族も、また支援者も、ぜひ参考にしていただきたいと思います。

　発達障害向けの復職支援プログラムは全国でもまだほとんど実施されていませんが、発達障害の人でも二次障害などで休職している場合、うつ病や躁うつ病を対象とした復職支援プログラムに参加できます。そのプログラムのなかで、自己理解を深め、働き方を見直せます。その際、本書のノウハウが参考になるでしょう。

　また、地域の当事者の会や医療機関の自助グループなどで活動をおこなう際にも、すぐに利用できるアイデアが掲載されています。主治医と相談しながら、ぜひ活用してください。

　当院のとりくみが、働くことに悩み苦しんでいる発達障害の人たちにとって、少しでも役に立つものになれば幸いです。

メディカルケア虎ノ門院長　**五十嵐良雄**

# 発達障害の人が長く働き続けるためにできること

もくじ



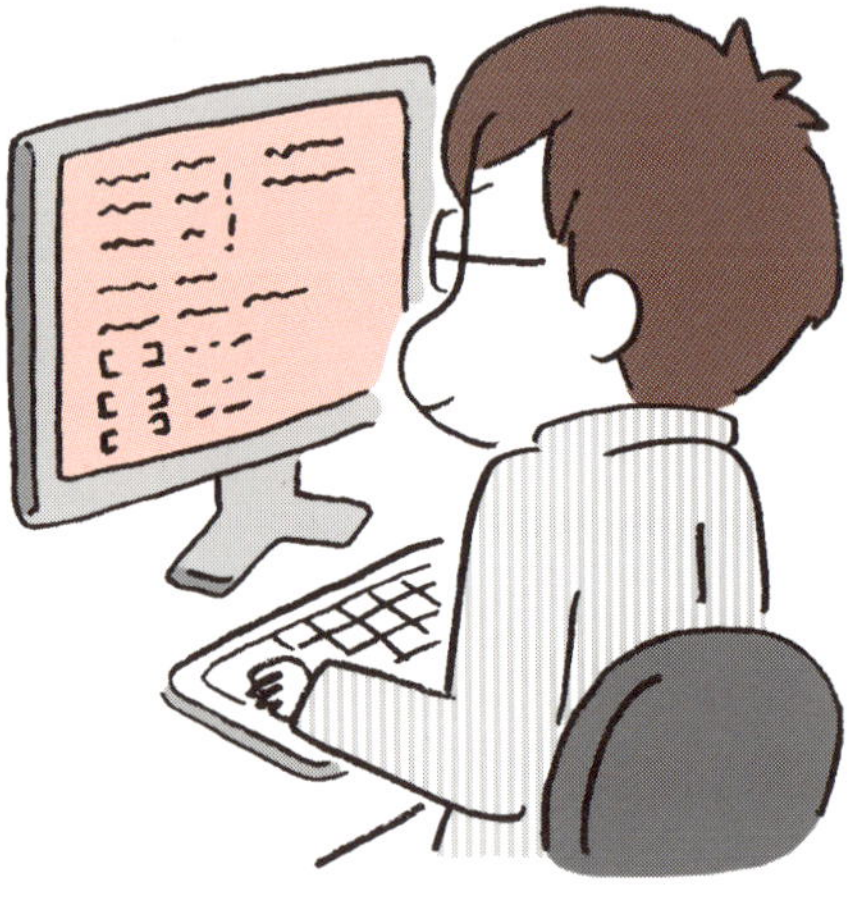

## 4 働き方を見直し、自分なりのアレンジをする……63

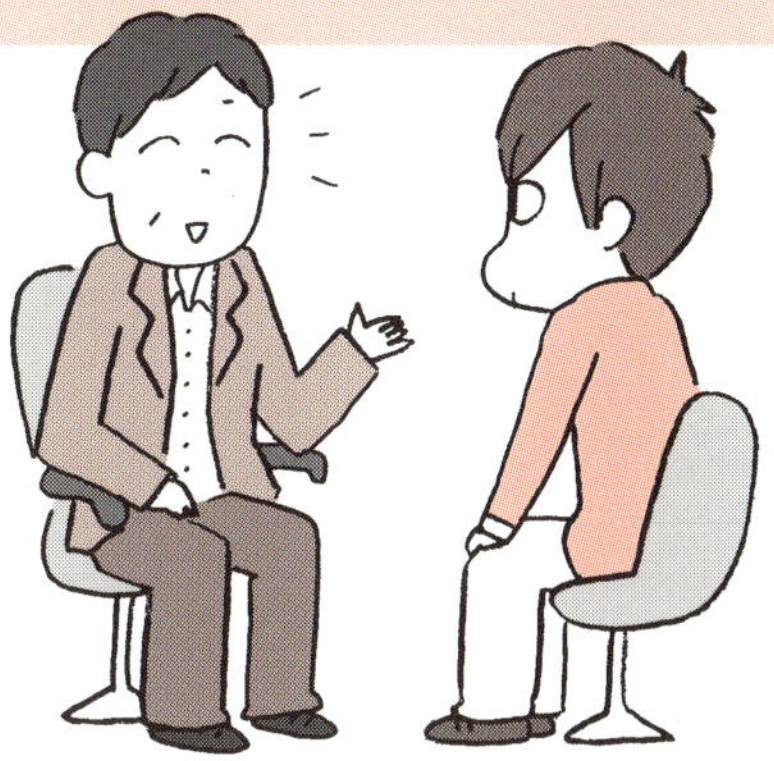

# 3ステップで自分に合った働き方を身につける

## STEP1

### 発達障害を知る

　最初のステップは、発達障害を知ること。発達障害にはどのような種類があり、どんな特性があるか、理解しましょう。専門外来を受診し、診断を受けることのほかに、本を読むことでも、知識が得られます。

**受診する**
（28ページ参照）

**本を読む**
（58ページ参照）

**診断を聞く**
（36ページ参照）

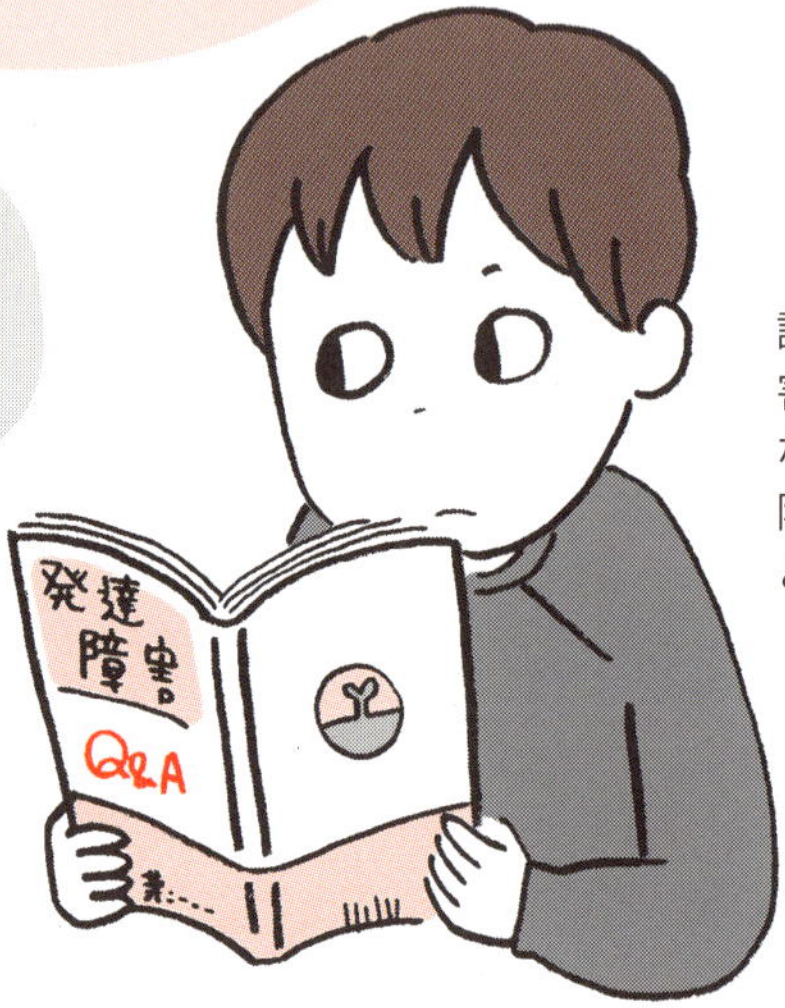


診察時の話だけでは障害の概要を理解しきれない場合が多い。発達障害の本を読んでおくとよい

### そもそも発達障害とは

　発達障害は、先天性（生まれながら）の脳機能障害です。脳機能がアンバランスで、言語や知的能力などに年齢相応の発達がみられないことから、発達障害と呼ばれています。
　子どものころに気づかれることが多いのですが、障害の特性が目立たず、大人になってから自覚する人もいます。

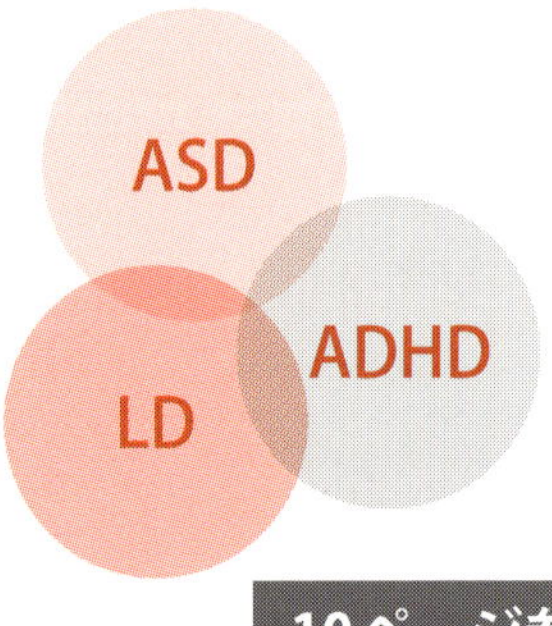


10ページ参照

STEP2

## 自分の特性を知る

発達障害の人にはいくつかの特性があります。同じ障害でも、特性の現れ方は個々に違います。発達障害の概要がわかったら、次は自分の特性の理解です。同じ障害がある仲間と交流したり、支援者に相談するなかで、自己理解が深まります。

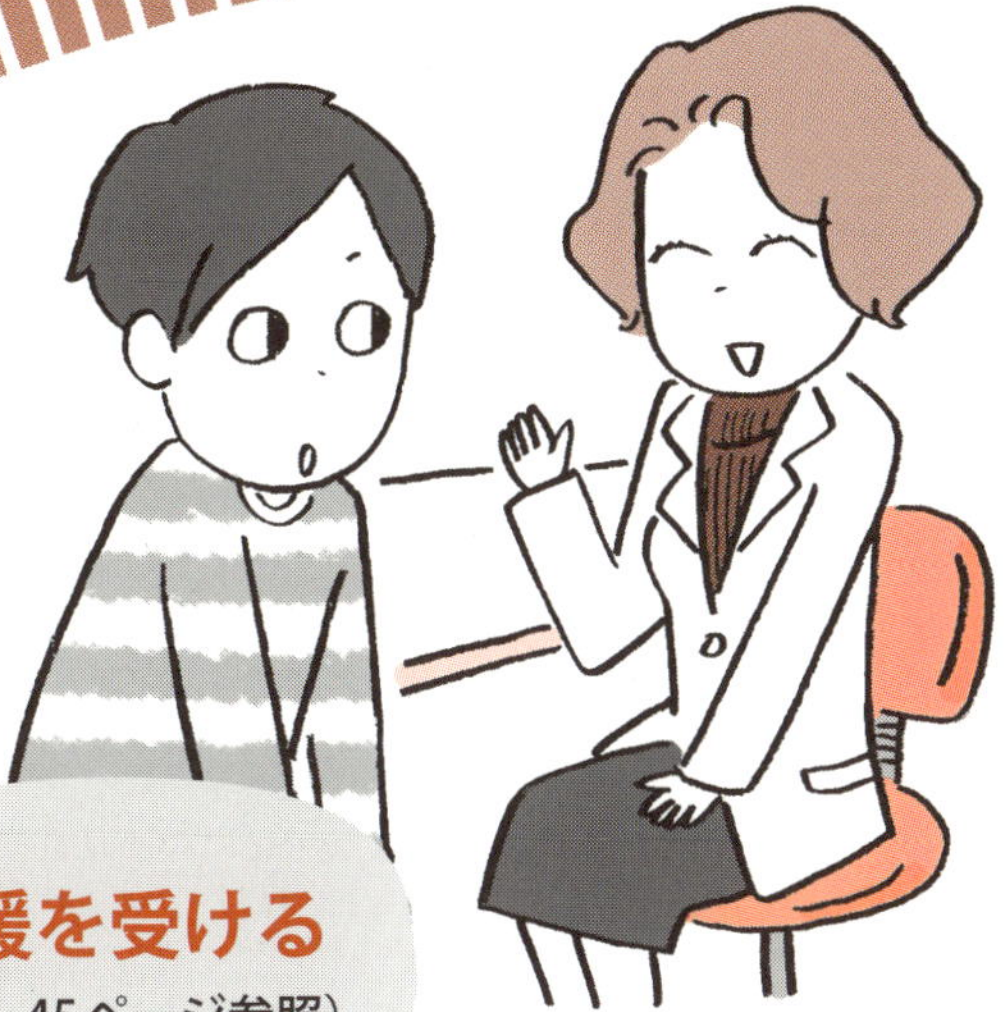

### 支援を受ける

（42～45ページ参照）

医療機関のデイケアや各種支援プログラムなどに通い、スタッフと話をすることが理解のたすけに

### 仲間と交流する

（54～57ページ参照）

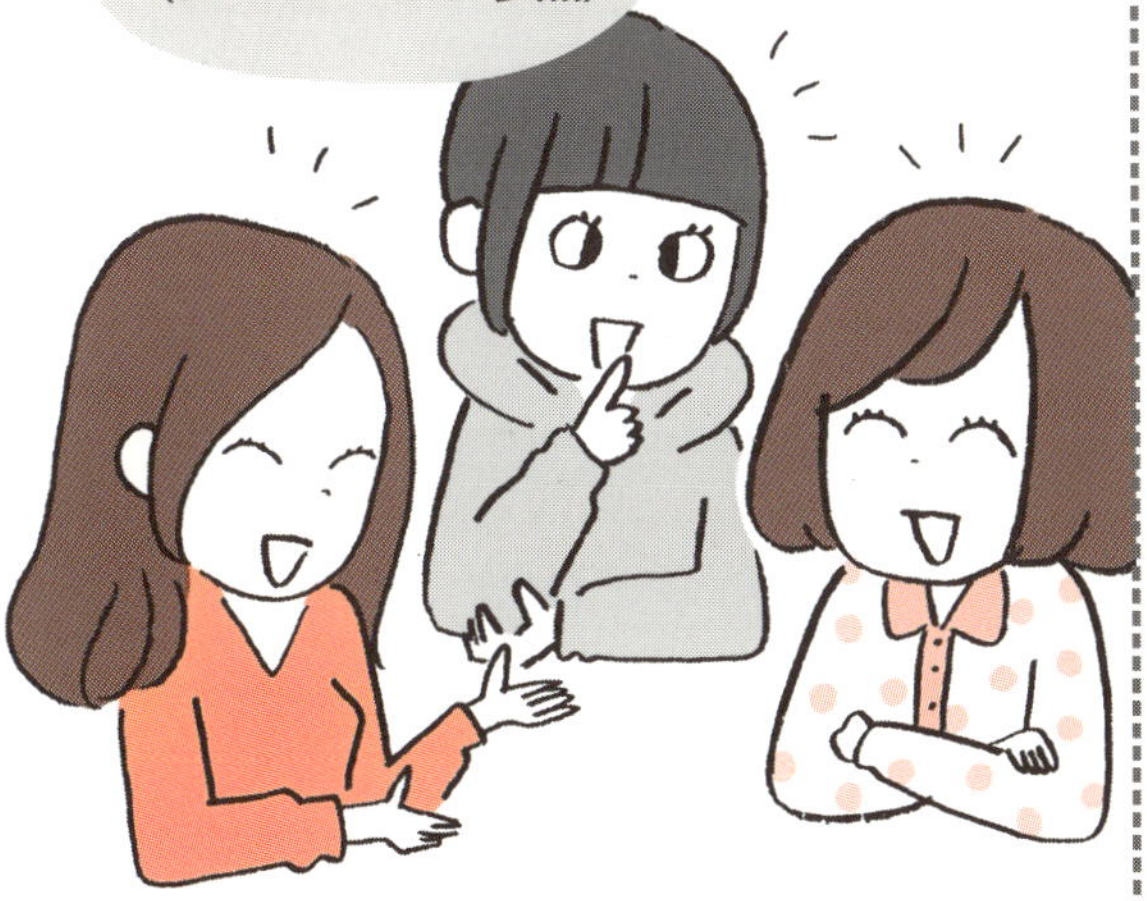

デイケアなどで同じ障害のある仲間と交流すると、自分の特性がよくわかる

### 特性の個人差

発達障害と診断される場合、一定の特性があるわけですが、各種特性の程度は一人ひとり違います。

たとえばADHDの主な特性は不注意・多動性・衝動性です。３つすべてがみられるときに診断されますが、なかでも不注意が目立つ人、衝動性が強い人などに分かれます。

- 各種特性の現れ方が一人ひとり違う
- 複数の発達障害が併存している場合もある
- 聴覚や触覚などの感覚面に特性がある人もいる。過度に敏感だったり、鈍感だったりする
- 運動能力にかたよりがある人もいる

60ページ参照

## STEP3

### 対策を身につける

自分の特性が理解できたら、それが生活上の困難につながらないよう、対策を身につけます。特性を治そうとするのではなく、特性があっても不便がないように、確認作業を増やしたり、周囲にサポートを求めたりします。

**働き方の見直し**

(64ページ参照)

**配慮を求める**

(76〜79ページ参照)

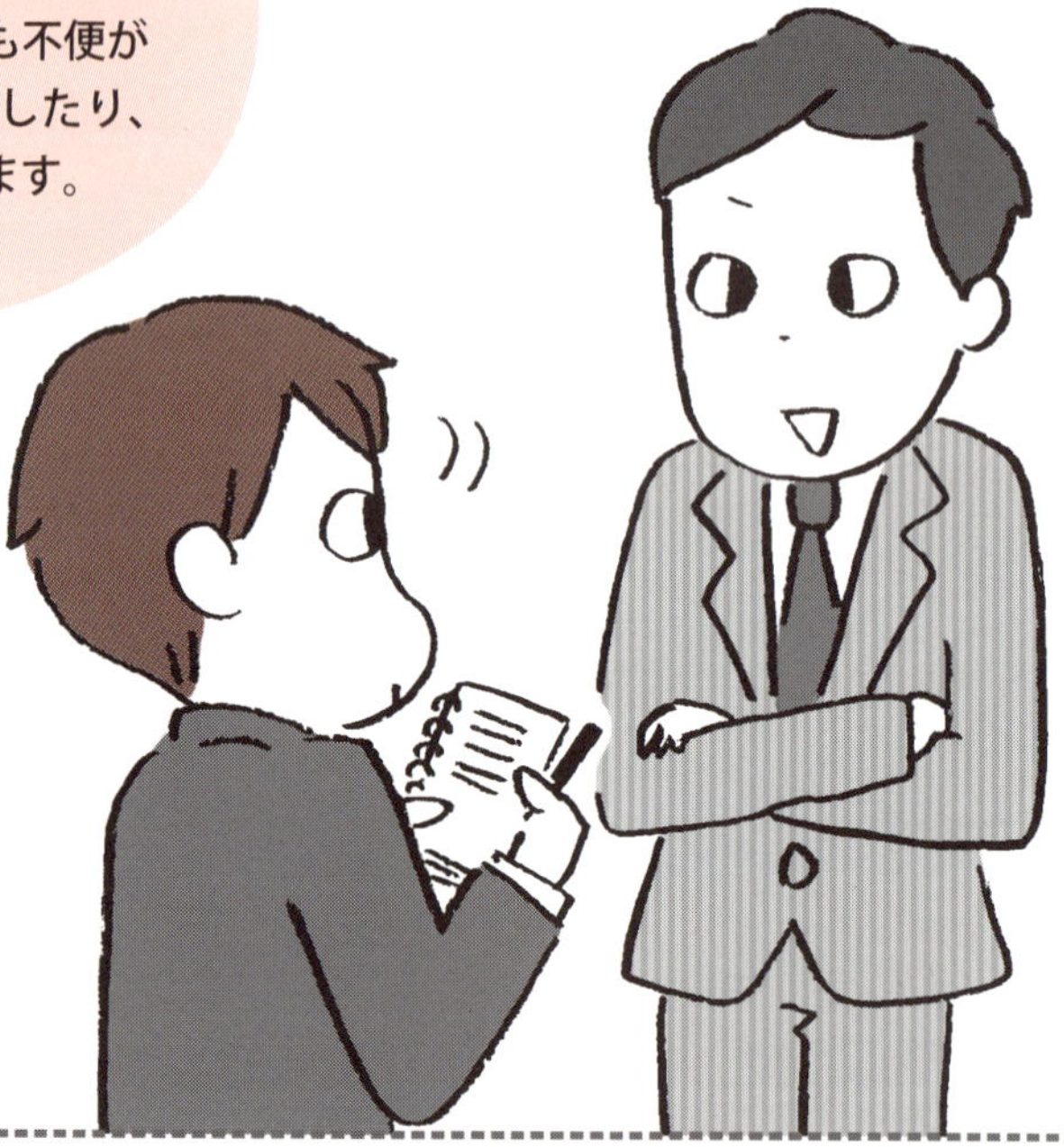

指示を聞いても理解しにくい人は対策をとる。たとえばメモをとり、その内容を相手に確認してもらう

### できる・できないの自覚

発達障害による困難のなかには、働き方の見直しによって改善できることと、改善の難しいことがあります。障害の中核特性が深く関与すればするほど、改善は難しくなります。

たとえばASDの人には想像力の乏しさがあり、予定の急な変更に対応するのが苦手です。「臨機応変な対応」は難しいので、「予定を早めに知ること」を身につけていきます。

74ページ参照

# 1

# 能力はあるのに、うまく働けない人たち

発達障害の人は、
仕事を遂行するスキルをもち、やる気もあるのに、
うまく働けなくなってしまうことがあります。
同僚とのコミュニケーションなどに
失敗し、悩み、
職場に適応できなくなるのです。

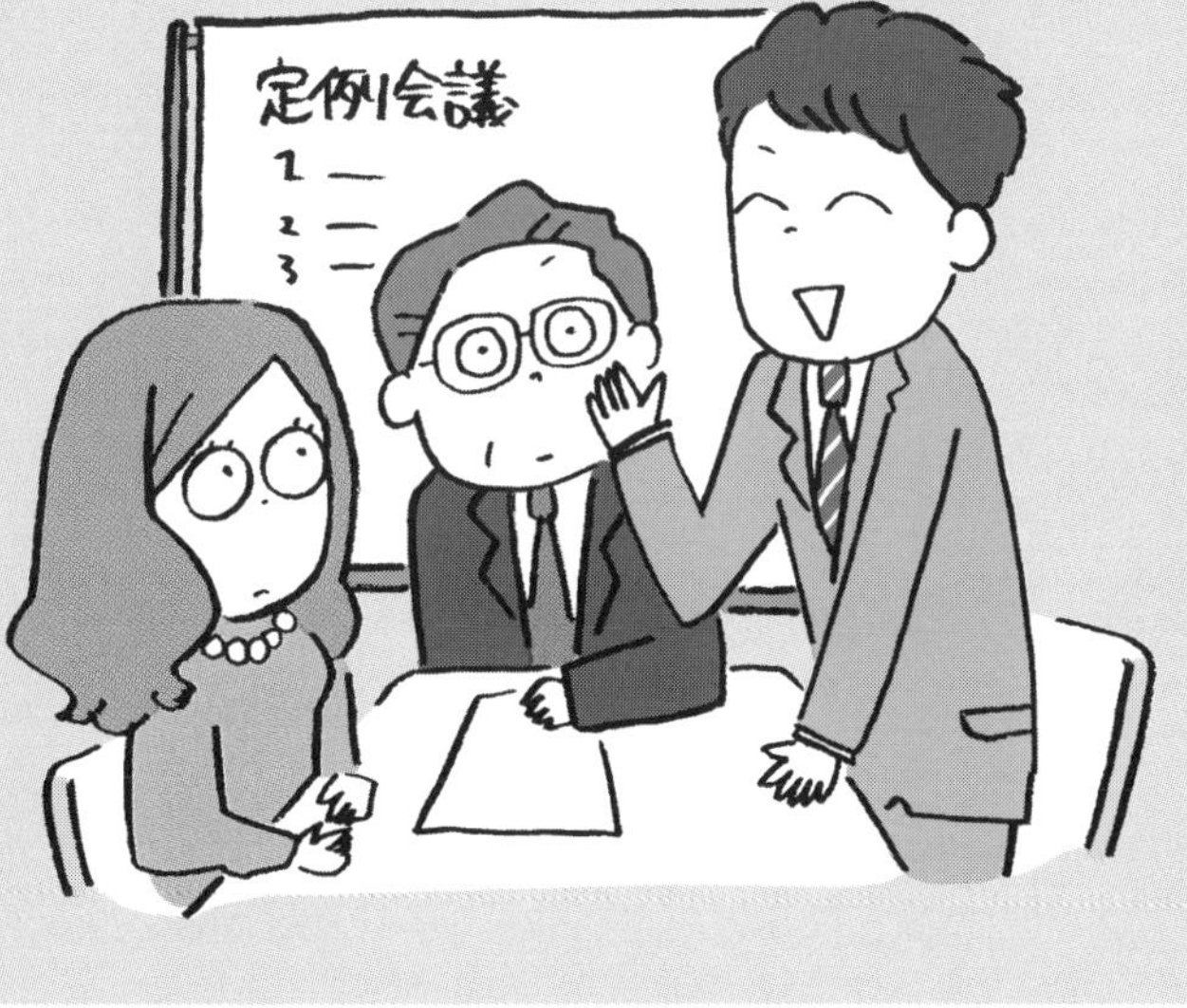

2ページでわかる

# 大人の発達障害「ASD」「ADHD」「LD」

## ASD（自閉症スペクトラム障害）

特徴●コミュニケーションのとり方、社会性、想像力にかたよりがみられる。空気を読むのが苦手。自閉症やアスペルガー症候群などの種類がある

大人では●職場で人間関係を築くのが苦手。目上の人に対して失礼な態度をとってしまいがち。また、こだわりが強く、働き方を柔軟に変えるのが難しい

## 発達障害は主に3種類

発達障害にはいくつかの種類があります。主なものはASD、ADHD、LDの3つです。この3種は重なり合っていて、ひとりで複数の障害に当てはまる人もいます。

## ADHD（注意欠如・多動性障害）

特徴●不注意、多動性、衝動性がみられる。忘れ物やなくし物が多い。落ち着きがないようにみえる。キレやすい

大人では●多動性、衝動性は子どもの頃よりも弱くなる。しかし不注意は残り、仕事上のケアレスミスが多い。気をつけてもミスが減りにくい

## LD（学習障害）

特徴●読み書きや計算などの学習のうち、一部が極端に苦手。子どもの頃に問題として現れやすい

大人では●大人になっても特徴に変わりはないが、パソコンや計算機などを利用して苦手なことをカバーできる。また、大人になるまで気づかれないケースは少ない

※本書では発達障害の表記について、アメリカ精神医学会の診断基準「DSM-5」および日本精神神経学会の「DSM-5病名・用語翻訳ガイドライン」を参考としています。ただしSLD（限局性学習障害）については、「DSM-IV」のLD（学習障害）を使用しています

## 大人になるまで発達障害に気づかなかった人たち

発達障害の特徴を「特性」ともいいます。特性の現れ方は、人によって違います。幼少期から色濃く現れ、障害に気づかれる人もいれば、特性が目立たず、大人になるまで気づかれない人もいます。

本書は後者の、大人になってから発達障害に気づいた人への支援をまとめています。とくに、仕事上の悩みに対する支援です。

## 職場ではＡＳＤ、ＡＤＨＤが悩みになりがち

発達障害には主に三種類の診断名がありますが、そのうち、職場で悩みや問題になりがちなのは、ＡＳＤとＡＤＨＤです。

もうひとつのＬＤは、学習能力のかたよりなので、ほとんどが学生時代までにわかります。大人になって、働きはじめてからわかる例は、多くありません。

## 原因と対処法は？

**発達障害は、さまざまな要因が重なり合って起こる、先天性の障害です。生まれもった特徴であり、治すことはできないとされています。治すべきものではないという考え方もあります。対処法は、特徴と折り合いをつけ、快適な生活をつくっていくことです。**

### 原因ははっきりしない

先天性の脳機能障害だといわれているが、その障害が起こった原因をひとつにしぼることはできない。遺伝や体質など、さまざまな要素が関わっているとされる。

- 先天性（生まれながら）の障害
- 脳機能の一部にかたよりがある
- 親のしつけは原因ではない

### 対処法は治療と環境調整

発達障害の特性が生活上の困難につながらないよう、生活環境を調整する。ADHD では一部の特性に対して薬物療法をおこなう場合がある。また、職場などへの不適応から心身の症状が出ている場合には、適切な治療を受ける。

- 発達障害に応じた環境調整やリハビリ
- ADHD に対する薬物療法
- 二次障害に対する治療

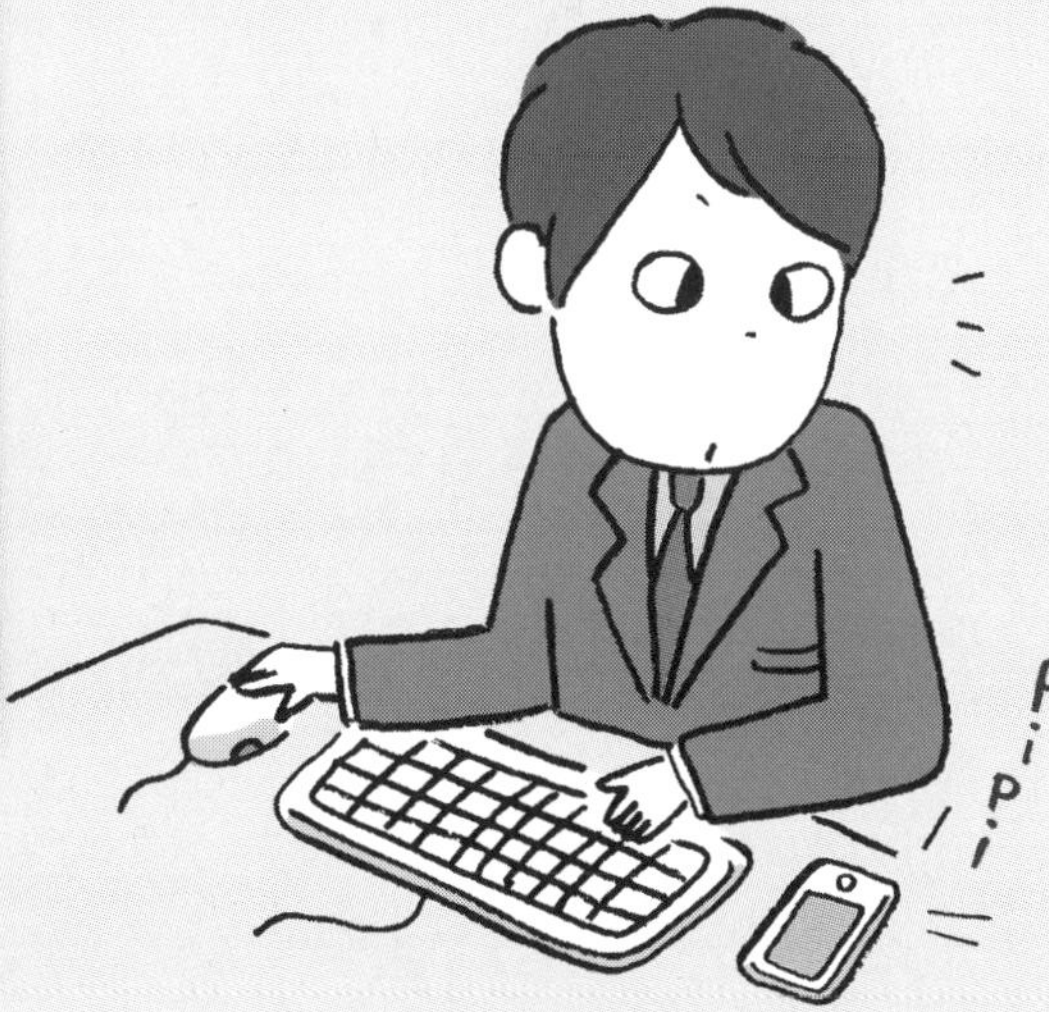


約束を忘れやすい人は、携帯電話でアラームをかける習慣をつけることで対処できる

# 得意な仕事・不得意な仕事がはっきりと分かれる

発達障害の人には、極端に苦手とする作業があります。それが業務になった場合に、仕事上のトラブルが起こってしまうのです。

## 人によって得意・不得意が違う

発達障害の特性は、職場では仕事の得意・不得意として現れます。誰にでも得手不得手はありますが、発達障害の人の場合、そのコントラストが強く、不得意な仕事が目立ちます。また、不得意なことの改善が苦手で、何度注意されても、なかなか直せません。

### 得意な仕事

ASD と ADHD で、得意分野が違う。ASD の人は規則的、反復的な行動、ADHD の人は自主的、活動的な行動を得意としている。

**ASD（自閉症スペクトラム障害）**

- 規則的、計画的におこなう仕事
- 同じ作業を反復する仕事
- 難解な専門知識を使う仕事
- 膨大な情報量を扱う仕事
- 製品を管理・整理する仕事

**ADHD（注意欠如・多動性障害）**

- 臨機応変に手早く作業する仕事
- 自主的に動きまわる仕事
- ひらめきや企画力を求められる仕事
- 新しい情報を集める仕事
- 移動が多く、体をよく動かす仕事

### 不得意な仕事

不得意な分野も、ASD と ADHD では分かれている。得意分野とは反対の作業が苦手となる。

**ASD**

- 臨機応変に計画を変更する仕事
- 顧客ごとの個別対応を求められる仕事
- 対話中心で、形にならない要素が多い仕事

**ADHD**

- 文字や数字のこまかな確認が多い仕事
- 長期的な計画を立て、じっくり進める仕事
- 自分から動くよりも待つことが多い仕事

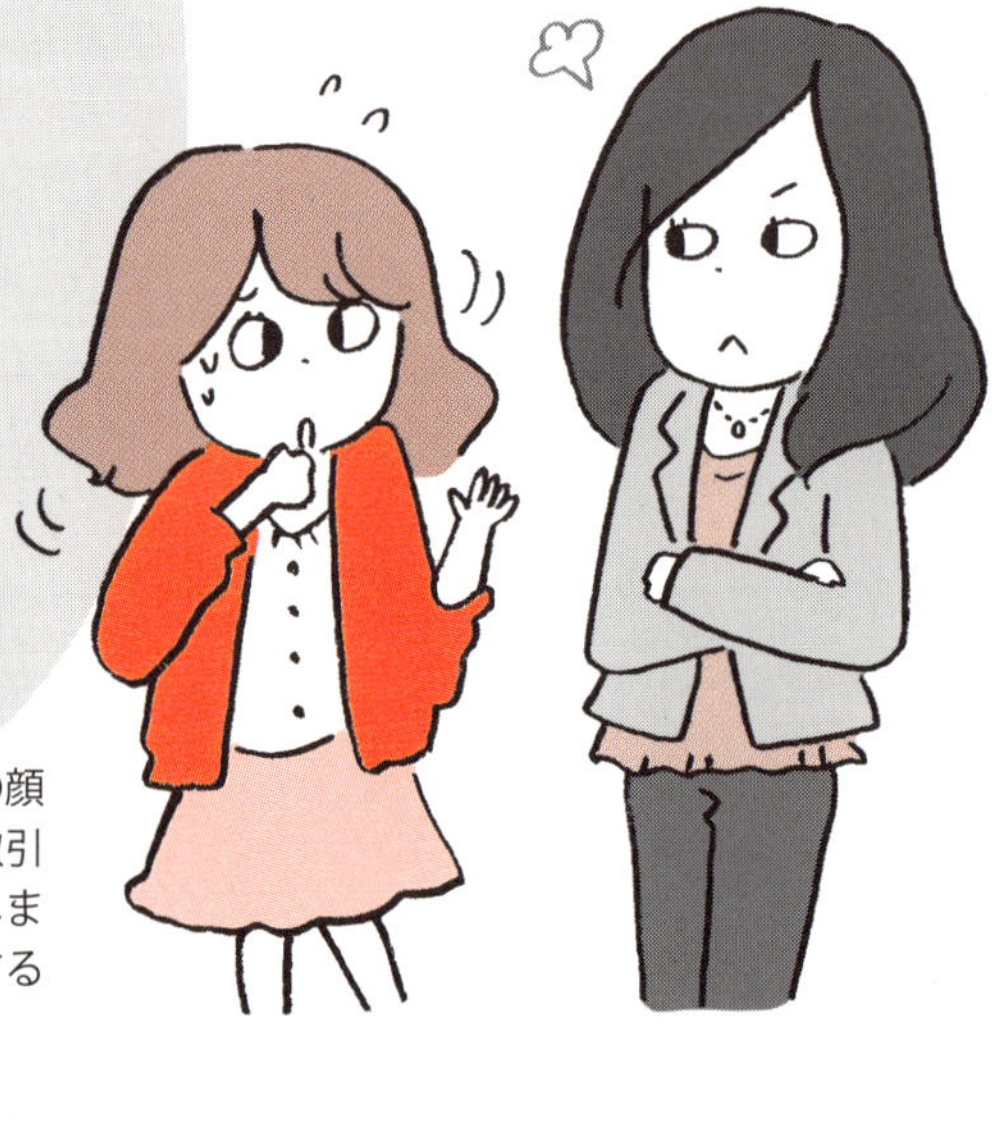

ASDの人は話し相手の顔色をみるのが苦手。取引先の社員を怒らせてしまい、問題になったりする

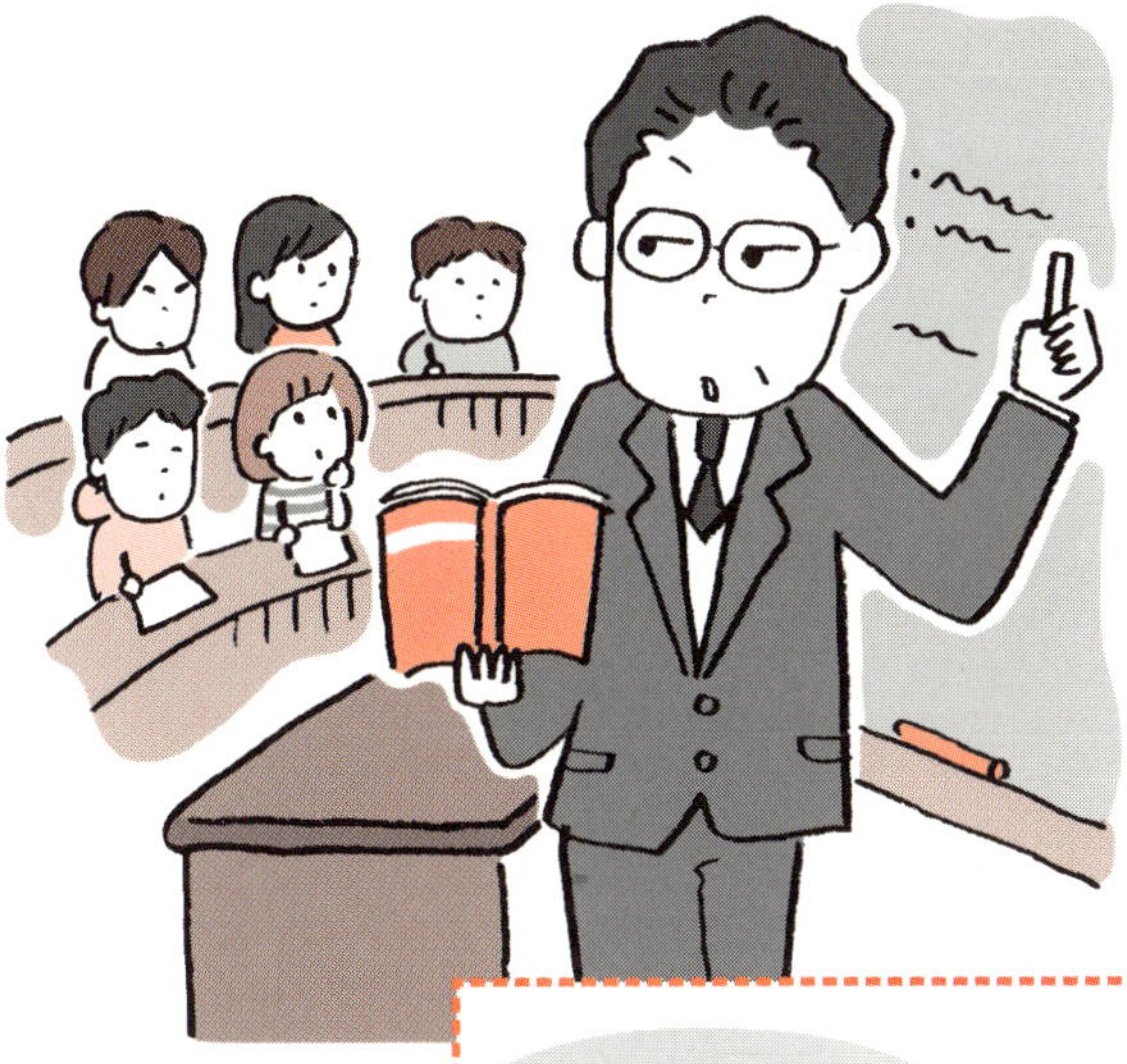

大学教授になり、得意な研究活動と、それを解説する講義に集中し、問題なくすごしている人もいる

## 仕事との「マッチング」が重要

発達障害があると、うまく働けないなどということはありません。問題は、障害の特性が仕事と合っていない場合に起こります。特性と仕事とのマッチングが重要なのです。

### 特性と仕事の「マッチング」

発達障害の特性が、職場で求められる能力に合っている場合には「マッチング」しているという。マッチングしていないと、トラブルが起こりやすくなる

発達障害があっても、特性とマッチした仕事を選び、得意な作業に集中して、成功をおさめている人も大勢いる

異動や転勤、昇進をきっかけとしてトラブルが起こる場合が多い。マッチしていた仕事から、合わない仕事へ配置転換されたことが原因となる

SE（システムエンジニア）は個人作業が多く、発達障害の人に向くといわれるが、SEでもマネジメントを任され、悩む人もいる。職種だけではマッチングはわからない

## 得意なこともあるのに苦手なことが目立つ

発達障害の特性は、生活上の困難をうむものばかりではありません。得意・不得意があり、得意なことは生活や仕事に役立ちます。

しかし、職場においては、得意分野はあって当たり前とみなされる傾向があります。そして、苦手なことは欠点として目立ち、叱責の対象となりやすいのです。

## 苦手な業務につくとトラブルが起こる

苦手といっても、ときおりミスをする程度ならよいでしょう。しかし、苦手な作業が業務の中心になると、問題は深刻です。

たとえばコミュニケーションの苦手なＡＳＤの人が、個人作業の多い研究開発部から、打ち合わせの多い営業部に異動となったときなどに、トラブルが発生しやすくなります。

# 一般企業で働く社員のなかに発達障害の人がいる

高校、大学を卒業し、一般企業に就労した人のなかに、発達障害の人がいます。障害特性が学生時代には目立たなかったタイプの人です。

## なぜ大人になるまで気づかないのか

発達障害は、生活上の困難が生じたとき、医師に相談して、はじめてわかるものです。障害特性があっても、不便なく生活できているうちは気づきません。学習面の困難が少ないタイプは、学校では困らず、社会に出てから気づくのです。

**出生**

発達障害は先天性のものなので、生まれたときから存在している

**子どもの頃に気づくパターン**

**小・中学校**

特性が比較的強く出ていると、発語の遅れや学習の遅れ、人間関係の悩みが目立ち、発達障害がわかる

**学習の遅れや交友関係の悩みから気づく**

「小3なのにひらがなが正確に書けない」「友達がいない。つくろうともしない」など、学校生活で目立つ悩みがあると、早期に気づきやすい。

**高校・大学**

学習内容や人間関係が複雑になり、親の手助けも減るため、この頃にはじめて困難に直面し、障害に気づく場合もある

**職場**

学生時代に発達障害に気づけば、社会に出るまでに自己理解を深め、進路選択の準備ができる

発達障害がわかり、パソコンを使うスキルを、学生時代から鍛えておいた。得意な作業をいかして就職した

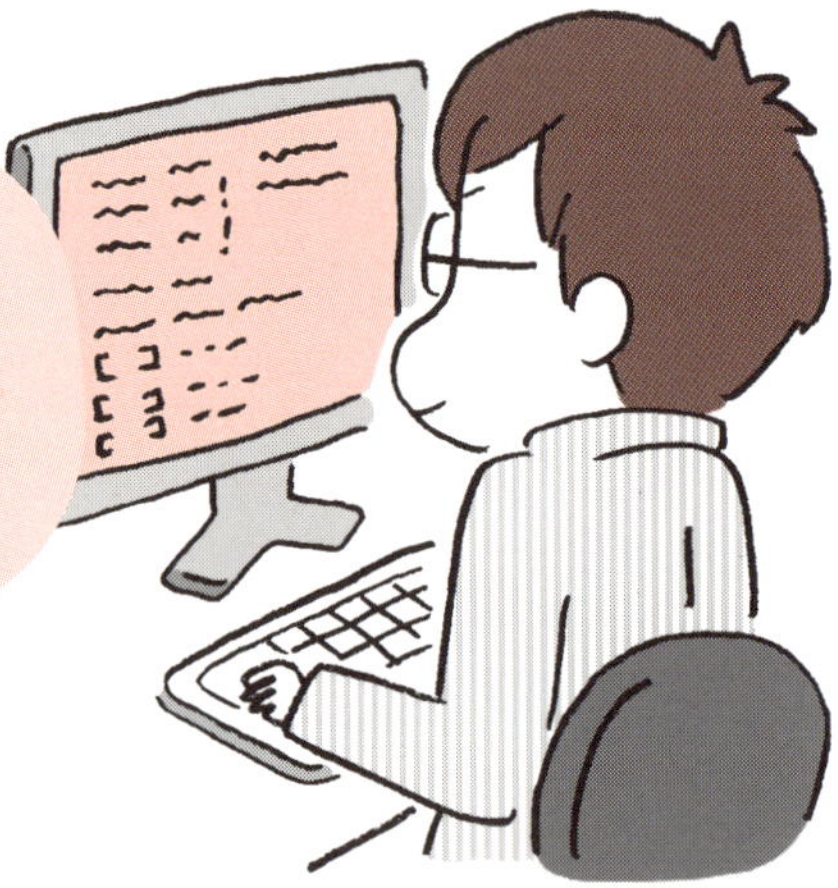

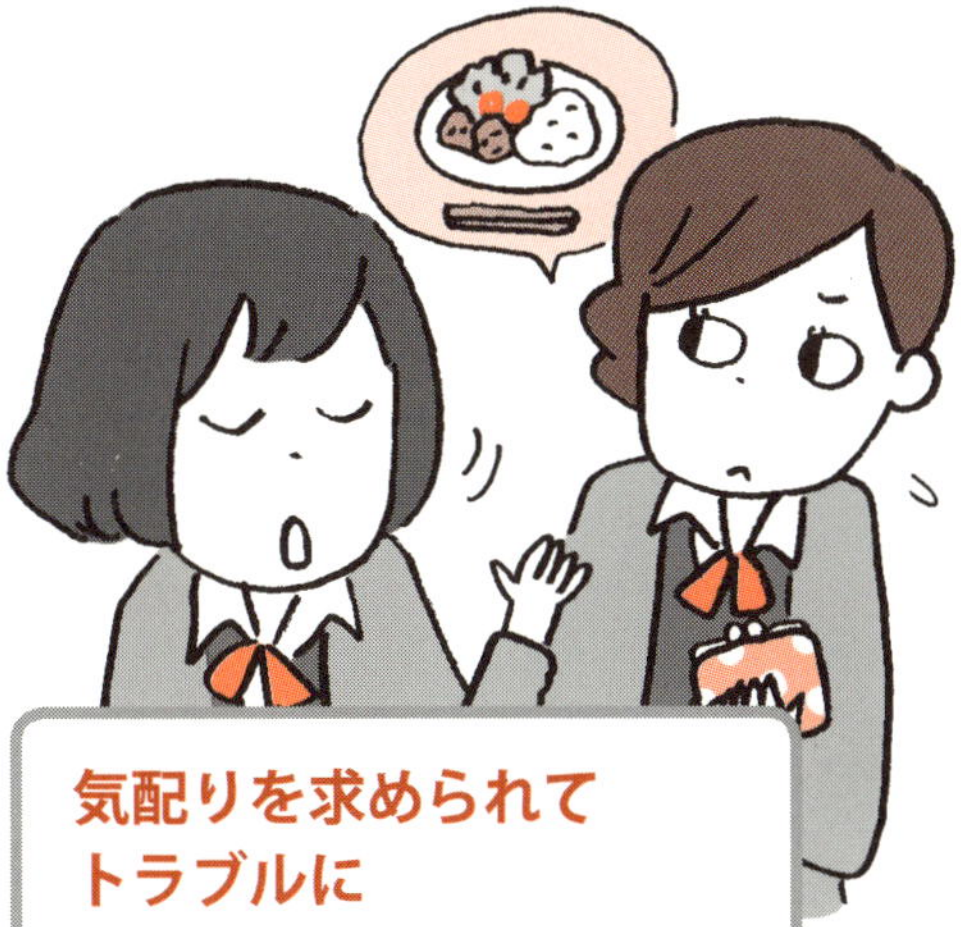

先輩から食事に誘われたのに、平然と断る。学生時代はそれでよくても、就労後は大きな問題に

**大人になるまで気づかないパターン**

**小・中学校**

勉強面で目立つトラブルがなく、少数でも仲のよい友達がいると、特性があっても気づきにくい

**マイペースで進学していった**

勉強ができたが、友達は少なく、いつも自分のペースで活動していた。「ちょっと変わった子」だと思われていた。

**高校・大学**

ミスが続いたり、友達が増えなかったりしても、勉強ができれば進学していき、問題なく卒業できる

**職場**

就職して、はじめて周囲の人との交流や勉強以外の作業を求められ、そこでつまずき、発達障害に気づく

**気配りを求められてトラブルに**

職場ではマイペースが許されず、関係者への気配りやミスのない作業が求められるように。そこで発達障害がわかる。

## 学歴が高い人、就職している人もいる

発達障害特性のひとつに知的能力や学習能力のかたよりがありますが、その程度は人によって違います。子どもの頃から学習面の困難がはっきりと出る人もいれば、勉強はむしろできるほうで、高学歴になる人もいます。

「障害」といっても現れ方は千差万別で、学歴が高く、人気企業に就職している人もいるのです。

## コミュニケーションや作業が複雑になると問題に

ただし、勉強ができ、入学試験や就職試験はクリアできた人でも、学習内容や仕事、人間関係が複雑になると、トラブルが起こりやすくなります。

発達障害の人には得手不得手があり、総合的な能力を求められると、そのうちのどこかで困難が生じるのです。

# 主な悩みは上司や同僚、顧客とのコミュニケーション

仕事が複雑になるにつれ、トラブルが起こりやすくなるのですが、なかでもとくに多いのが、コミュニケーション面の問題です。

## 仕事の話がこじれてしまう

発達障害の人の多くが、仕事の相談がうまくできずに悩んでいます。打ち合わせや会議、電話連絡などの話がこじれてしまうのです。

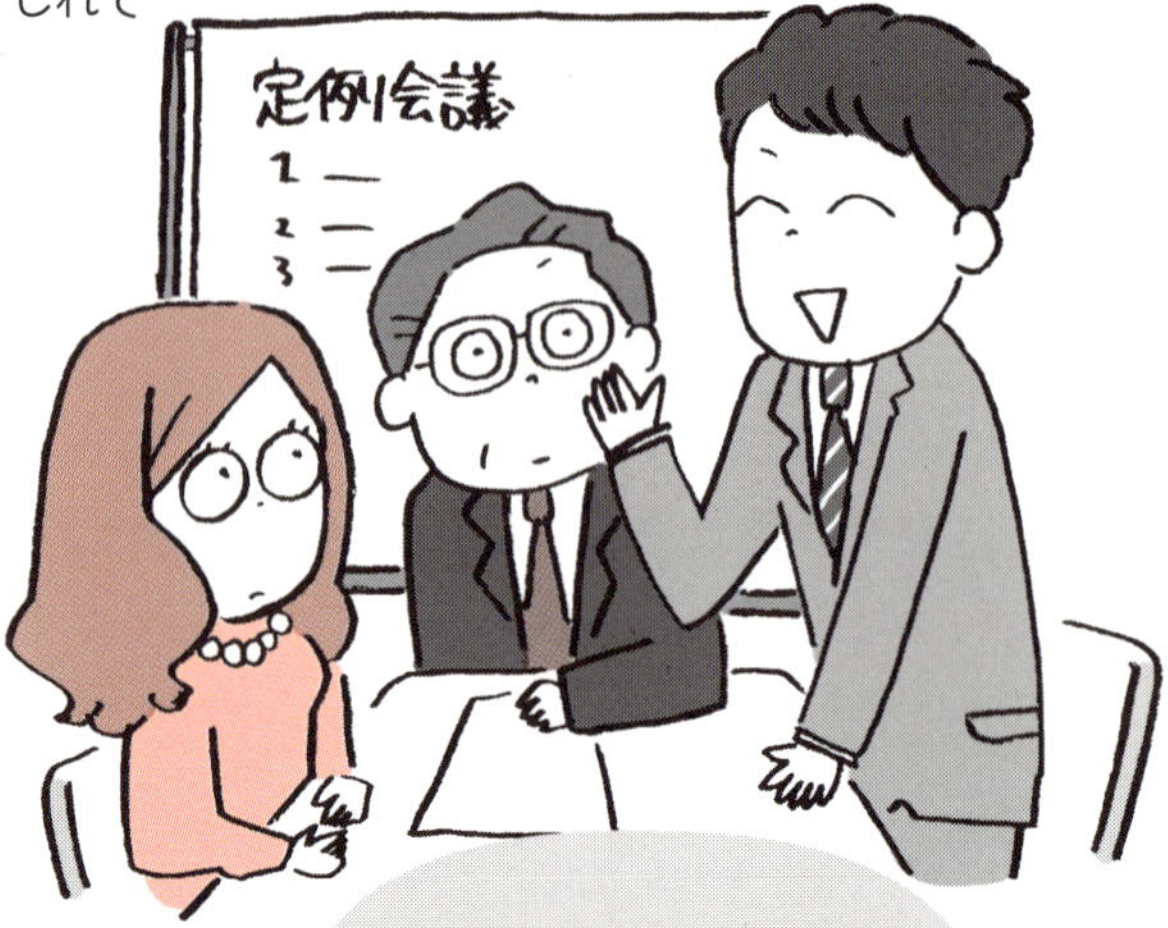


会議で上司の提案を根拠もなく否定するなど、余計な発言が多い

### よくある悩み

**働き方を変えられない**

仕事がうまく運べていなくても、それを注意されても、とりくみ方をなかなか変えられない。こだわりが強い

**極端に苦手な作業がある**

電話で話すこと、数字を扱うこと、スケジュール管理など、一部の作業が極端に苦手。なかなか改善できない

**頼むこと・断ることが苦手**

仕事を頼んだり断ったりするときにトラブルになりやすい。話すタイミングや話し方が悪く、相手を怒らせる

**話し合いがこじれる**

話の流れや上下関係を考慮せず、不用意な発言をする。話し合いがこじれ、仕事の相談がまとまらない

**指示通りにできない**

上司の指示を聞いても、そのとおりにできない。原因は理解不足や不注意など、人によって違う

**同僚とうまく交流できない**

人付き合いが苦手。そもそもその必要性を感じていない人もいる。職場で人間関係をうまく築けず、相談相手がいない

ときどき飲み歩き、ストレス解消をしているくらいならよいが、それが毎晩になると危ない

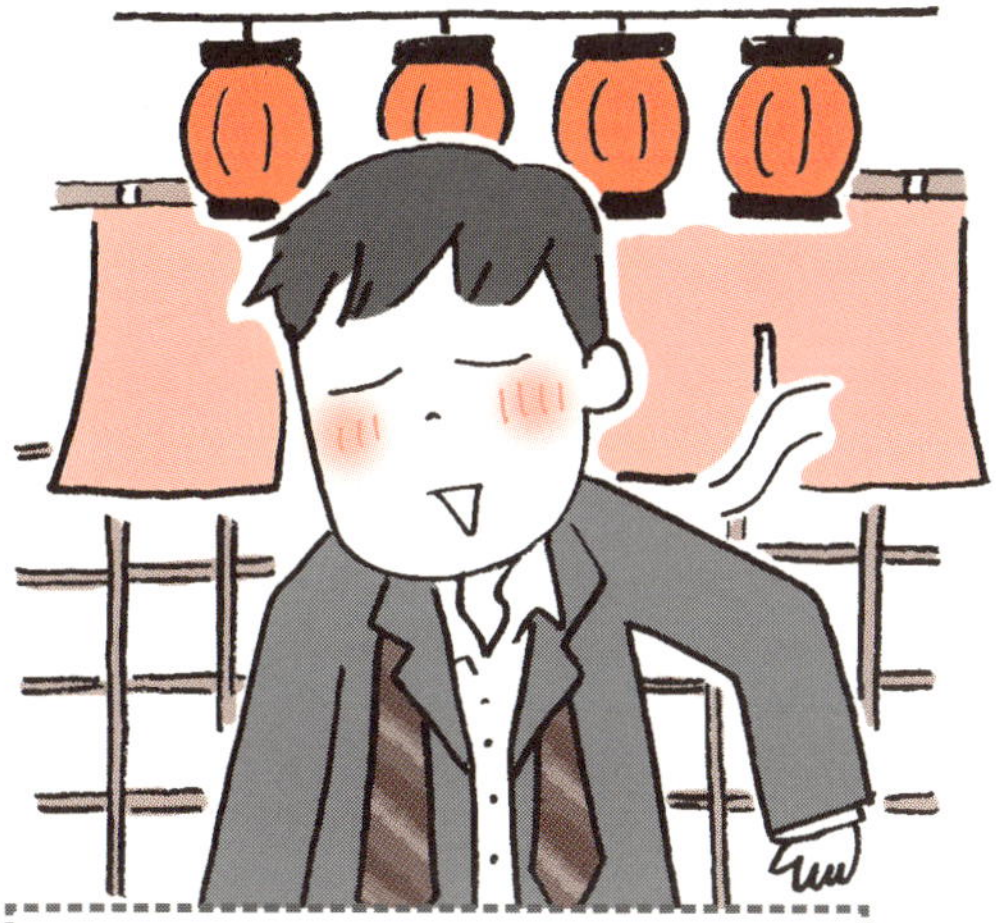

## 悩みを抱えて二次障害に

発達障害による仕事上のトラブルに悩み、ストレスをためこむうちに、うつ病や不安障害などの病気を発症することがあります。それらの病気が二次障害となって、本人を苦しめます。

### うつ病に

仕事のストレスなどによって、うつ病を発症。気分が落ちこみ、意欲を失って、仕事が手につかなくなる。出勤できなくなっていき、休職してしまう人もいる。

発達障害によって仕事の悩みがうまれると、それが二次的な障害を起こすことがある

### アルコール依存症に

ストレスを酒でごまかす習慣がつき、アルコール依存症を発症。朝や昼にも飲酒をするようになり、休職することに。入院治療を必要とするほど重症になる人もいる。

### 不安障害に

強く叱責された経験などが記憶に残り、不安障害を発症。仕事中に強い不安を感じてしまうことが多く、やはり働けなくなっていく。休職する場合もある。

## 仕事はできても やりとりができない

発達障害の人は、得意な作業では人よりもかなり優れた力を発揮します。たとえばパソコンを使った作業を正確かつ迅速におこなえたり、専門知識を豊富に記憶できたりします。

ところが、コミュニケーションが苦手なために、優れたスキルがいかせません。得意な作業でも、指示を理解し、不明点を相談しながら、締め切りを守って仕上げるとなると、そのやりとりでつまずき、うまくいかなくなるのです。

## 上司や同僚、顧客を 苛立たせてしまう

失敗をくり返すうちに、「能力はあるのに、仕事ができない」と評価されてしまいがちです。上司や同僚、顧客は、能力をみて期待していたぶん、落胆したり、苛立ったりします。

診断例 1

## うつ病・ASD

# 上司の指示通りに働けず、うつ病になって休職したAさん

**プロフィール**

20代男性、会社員。高学歴で、各種スキルや語学力は優れていますが、上司との折り合いが悪く、働き方に悩んでいます。

**1**

Aさんは、上司の指示を理解することが苦手です。指示された内容そのものはわかるのですが、上司の意図を察することがなかなかできません。結果として、上司が求めているものを用意できず、叱られてしまいます。

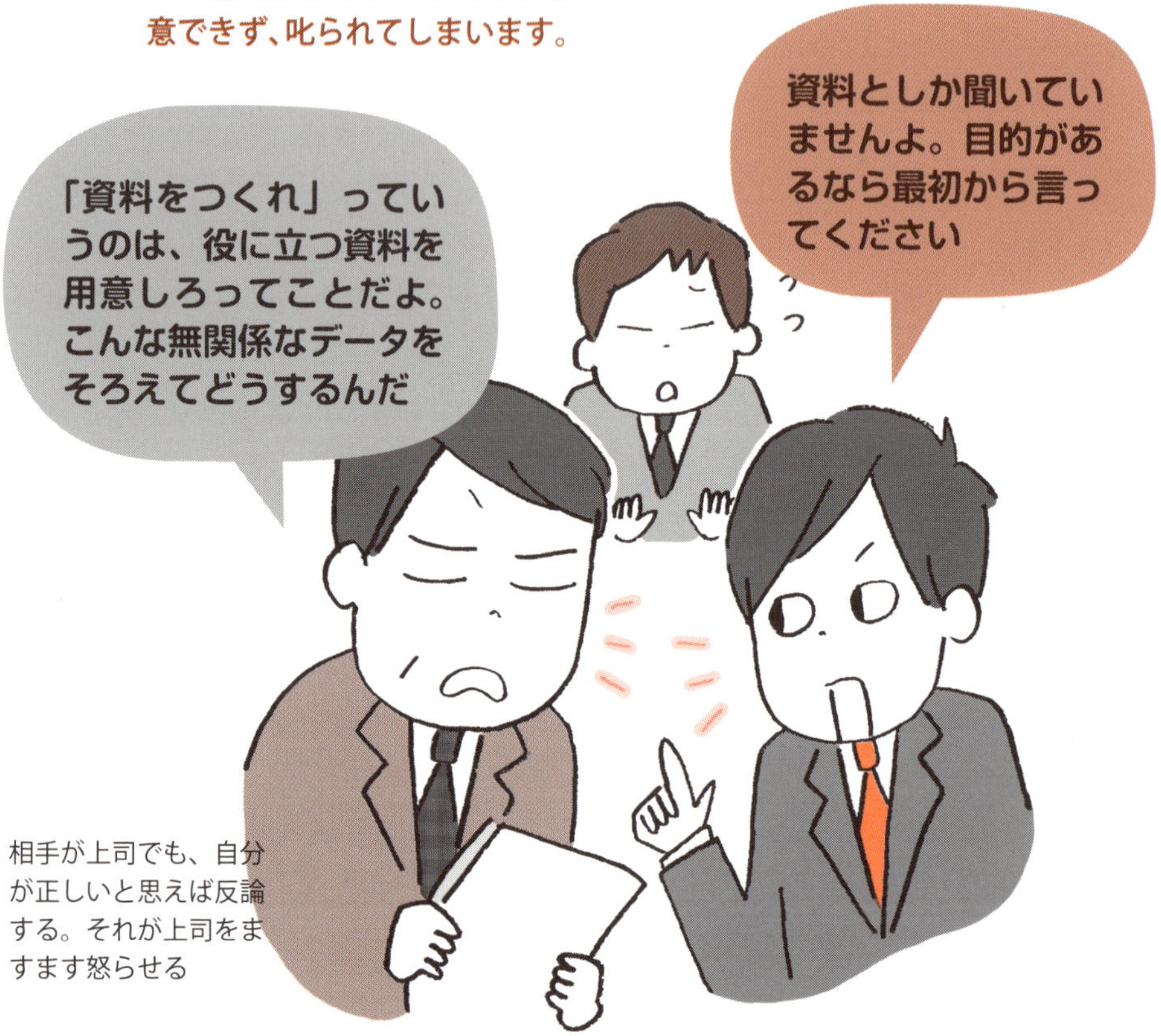

資料としか聞いていませんよ。目的があるなら最初から言ってください
「資料をつくれ」っていうのは、役に立つ資料を用意しろってことだよ。こんな無関係なデータをそろえてどうするんだ


相手が上司でも、自分が正しいと思えば反論する。それが上司をますます怒らせる

**2**

Aさんは、明確に指示されていないことは、できなくても仕方がないと思っています。そのため、上司の叱責は不当なものだと感じ、自分の正当性を伝えようとします。それが上司には「反論」「言い訳」ととられます。

**3**　自分には能力があるのに、上司のせいで発揮できない。Aさんは悩み、ストレスをためこんでいきました。人間関係の苦しみから、うつ病を発症。精神科に通い、仕事を休むことになりました。

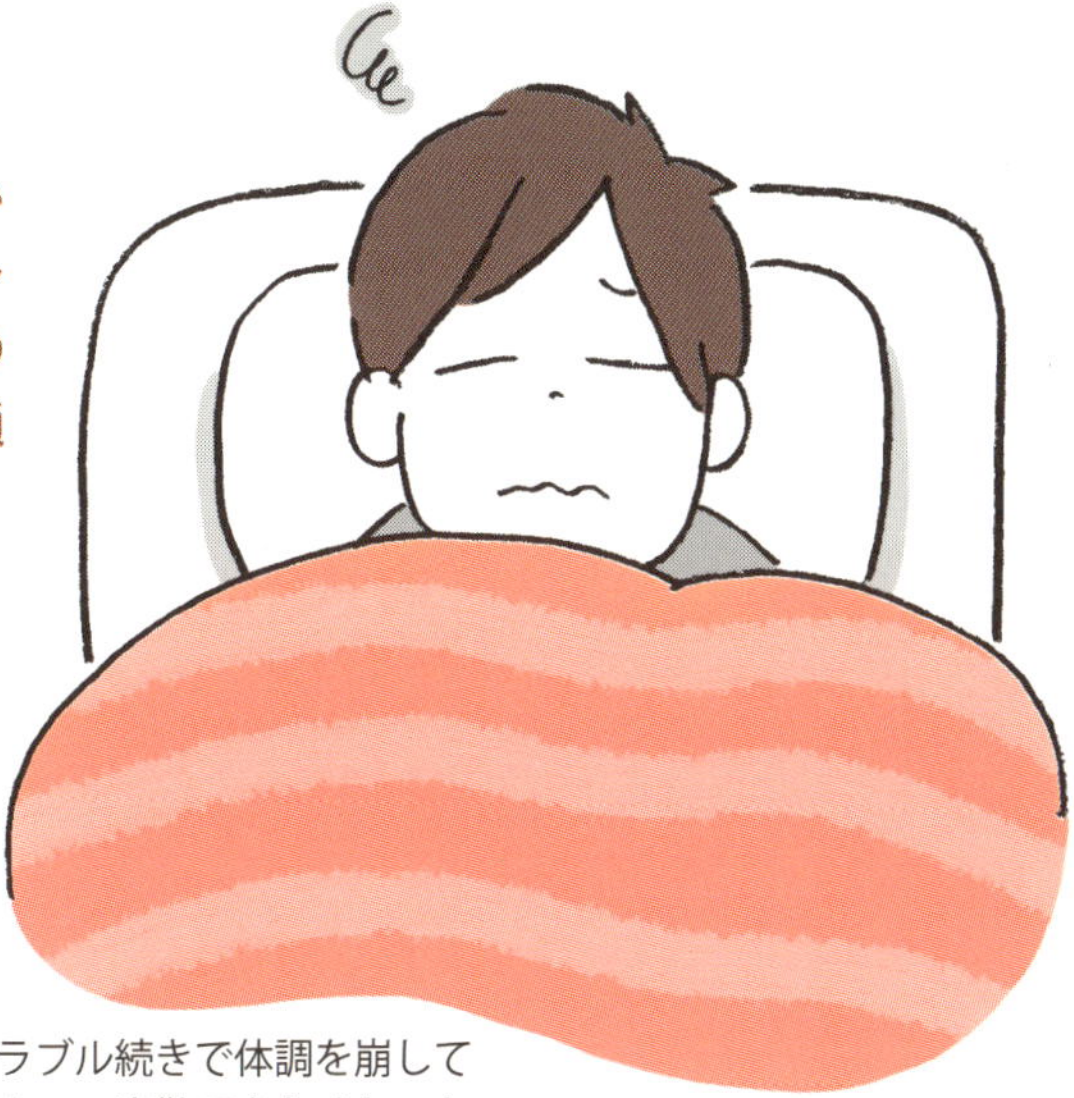

トラブル続きで体調を崩してしまい、出勤できなくなった

**4**　休職してうつ病の治療を受け、復職のためのデイケアに参加しはじめました。すると、デイケアでの様子をみた医師や心理士が、Aさんに発達障害がある可能性を指摘しはじめました。

**5**　あらためて診察してもらい、心理検査や知能検査を受けてみると、ASDであることがわかりました。そこで、うつ病の治療に加えて、発達障害への対応をはじめました。Aさんはいま、障害特性を理解し、働き方を見直そうとしています。

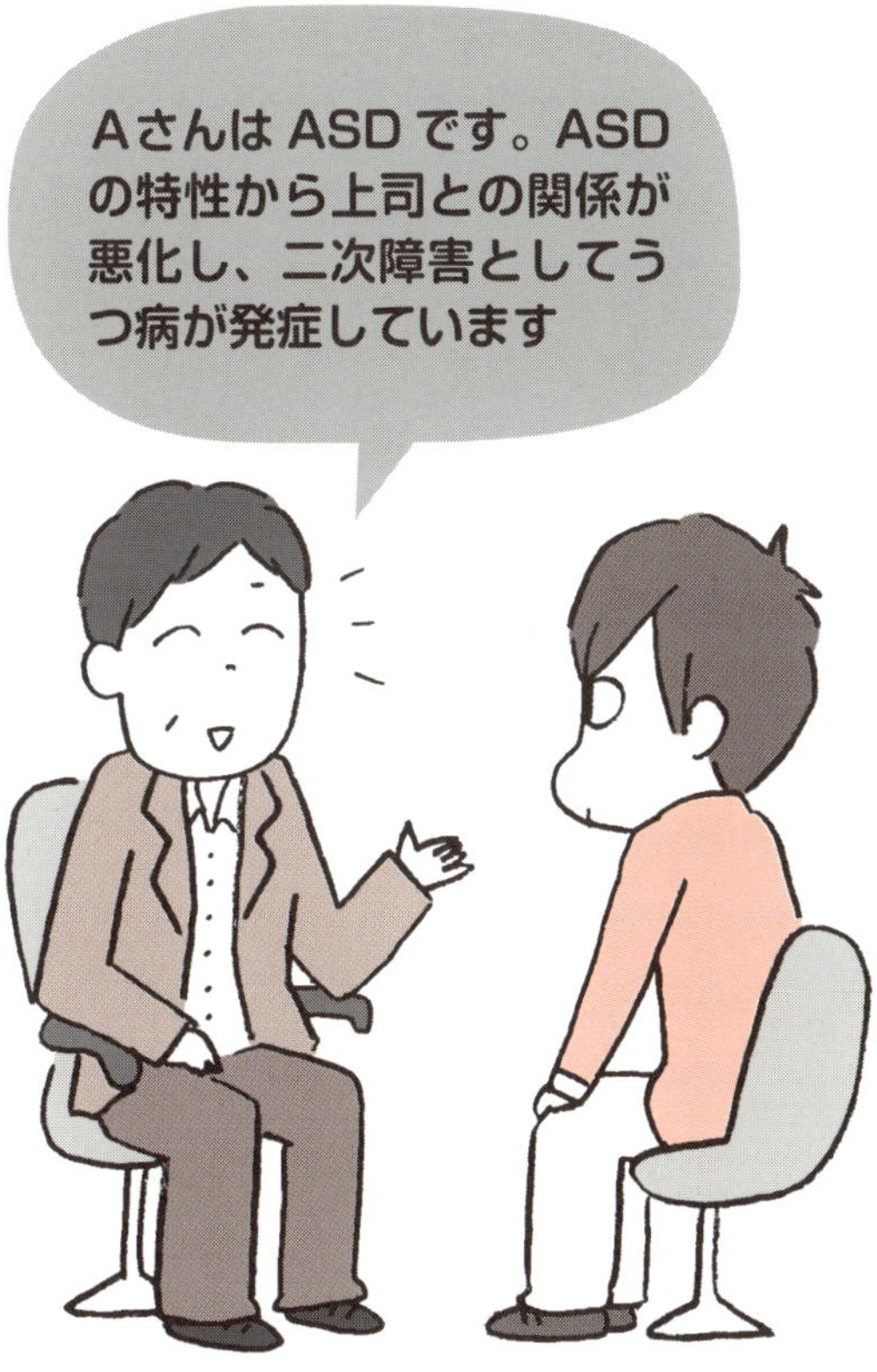
AさんはASDです。ASDの特性から上司との関係が悪化し、二次障害としてうつ病が発症しています

うつ病治療のためにかかりはじめた医療機関で、発達障害の一種であるASDと診断された

## 診断のポイント

Aさんはうつ病の治療と復職支援プログラムを受けました。その過程で、医師や心理士が発達障害の可能性に気づきました。また、Aさん自身もプログラムのなかで自己分析（52ページ参照）にとりくみ、自分の悩みは発達障害によるものだと、徐々に理解していきました。

Aさんのようにうつ病と診断されている人が、悩みや症状への理解を深めるうちに、その背景に発達障害があることに気づく場合があります。

**診断例 2**

## ADHD

# ミスが多すぎて、産業医から発達障害を指摘されたBさん

**プロフィール**

30代女性、会社員。ほがらかで人に好かれるタイプですが、ケアレスミスが多いのが、たまにきずです。

**1**　Bさんはものをなくしたり、約束の時間を間違えたりするケアレスミスが多く、悩んでいます。キャリアを積み、責任の重い立場になるにつれ、ミスは大きな問題となってきました。

**2**　道具を整理したり、メモをとる習慣をつくったりしても、ミスはなかなか減りません。Bさんは、自分には重要な仕事を担当する力はないのかもしれないと、悲観的に考えはじめました。

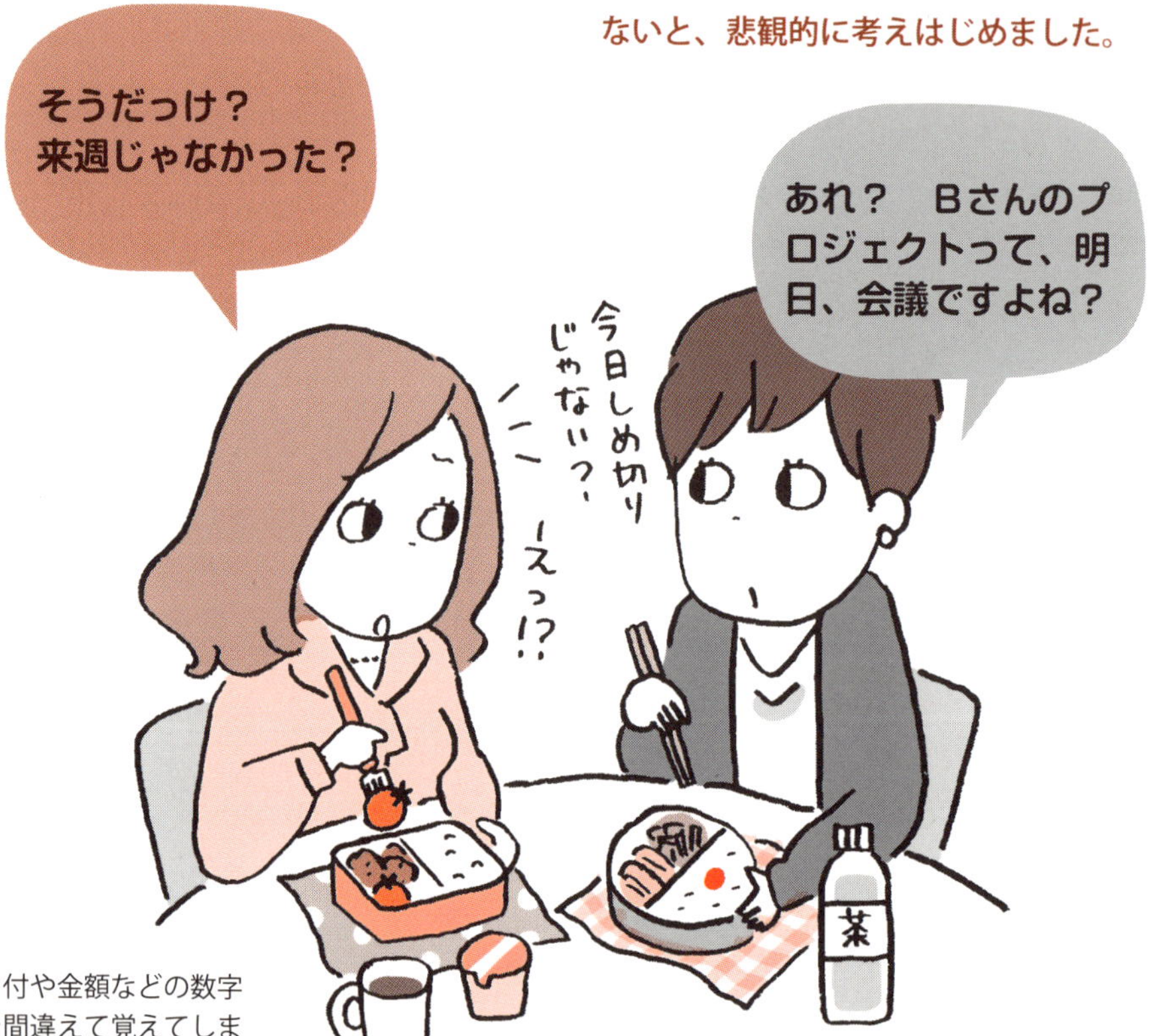
あれ？　Bさんのプロジェクトって、明日、会議ですよね？
今日しめ切りじゃないっ？
えっ!?
そうだっけ？来週じゃなかった？
茶

日付や金額などの数字を間違えて覚えてしまい、大きなトラブルになることがある

## 3

失敗が続き、すっかり落ちこんでしまったBさん。ストレスで体調を崩し、勤務先の産業医にみてもらいました。産業医は精神医療にもくわしい人で、Bさんは発達障害の「ADHD」の可能性を指摘されました。

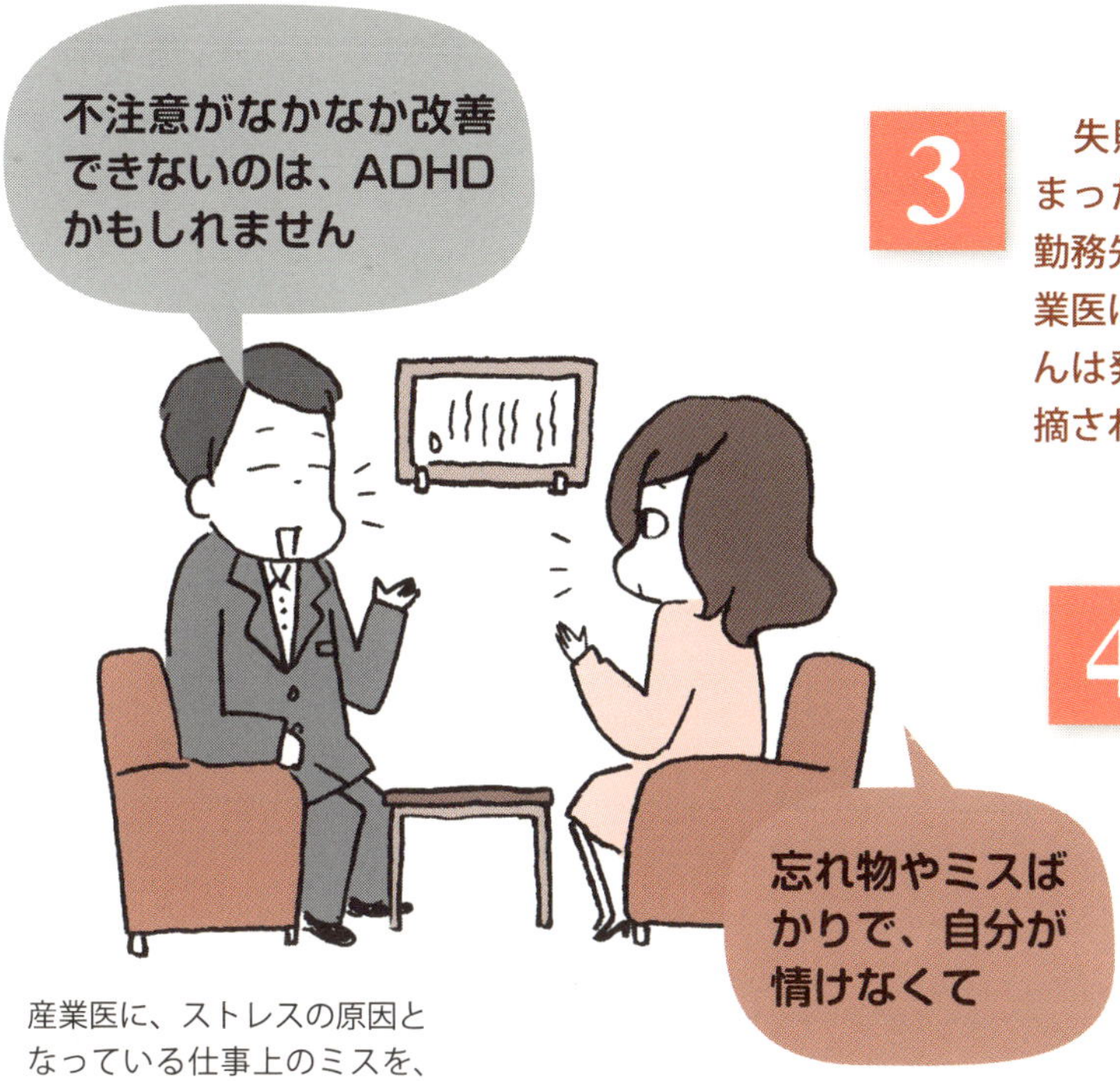
不注意がなかなか改善できないのは、ADHDかもしれません
忘れ物やミスばかりで、自分が情けなくて

産業医に、ストレスの原因となっている仕事上のミスを、くわしく説明した

## 4

Bさんは産業医から、発達障害の専門医にかかることをすすめられました。インターネットでいろいろと調べてみると、自分でできるチェックリストがみつかりました。

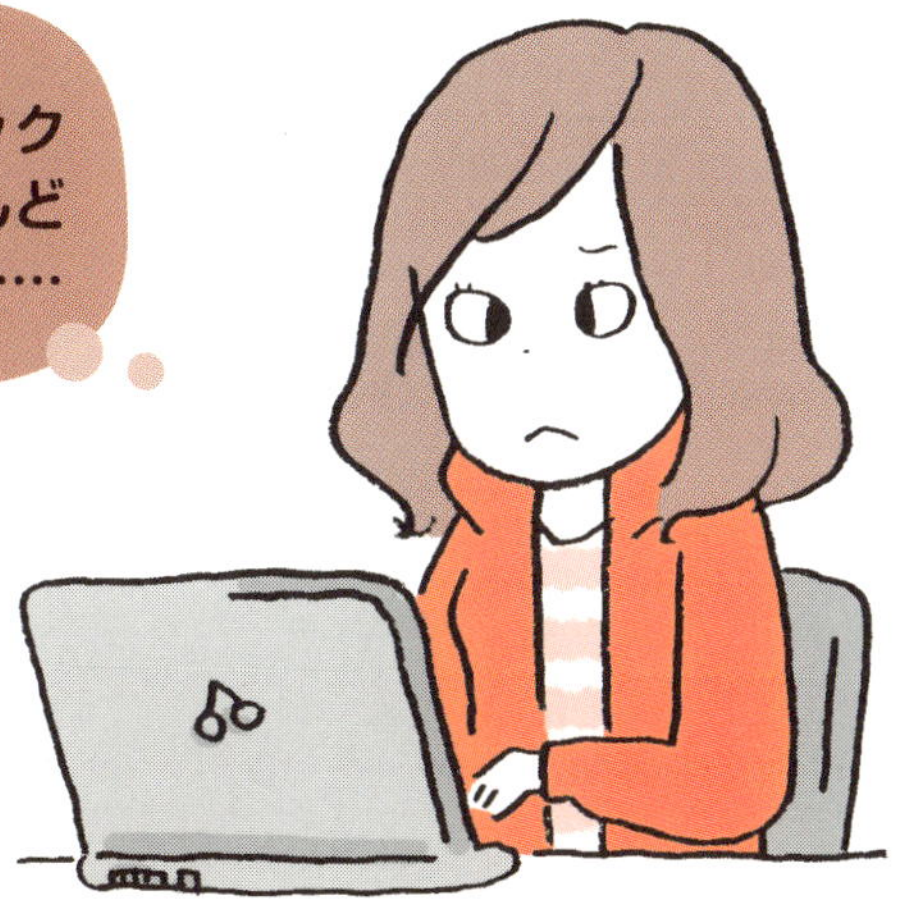
私、このチェックリスト、ほとんど当てはまるよ……

インターネットで発達障害の特徴をあげたチェックリストをみて、自己チェックをした

### 診断のポイント

Bさんは、日頃の悩みを反省し、産業医に相談するうちに、発達障害の可能性に気づきました。その後、専門外来でADHDと診断。Bさんの場合、自分の特徴をもともと把握していたので、診察時のやりとりが早く、また、診断をすぐに受け入れられました。本人はミスの原因がわかり、ホッとしたと言います。

発達障害の専門外来には、Bさんのように、産業医や家族、同僚などまわりの人からの指摘で受診を考えたという人もよく訪れます。

## 5

チェックリストでも発達障害の可能性が強く感じられたため、Bさんはインターネットで専門外来を探し、診察の予約をとりました。

診断例３

ASD
傾向

# 息子がASD傾向と診断され、自分も同じだと感じたCさん

**1**

Cさんは、自分の仕事は手早く正確にこなせるのですが、部下の仕事の管理に悩んでいます。一人ひとりの特徴にあわせて仕事を配分したり、予定を調整したりすることが苦手なのです。

**プロフィール**

30代男性、会社員。知識が豊富で、作業が正確なため、会社から高く評価されています。最近、昇進して部下をもつようになりました。

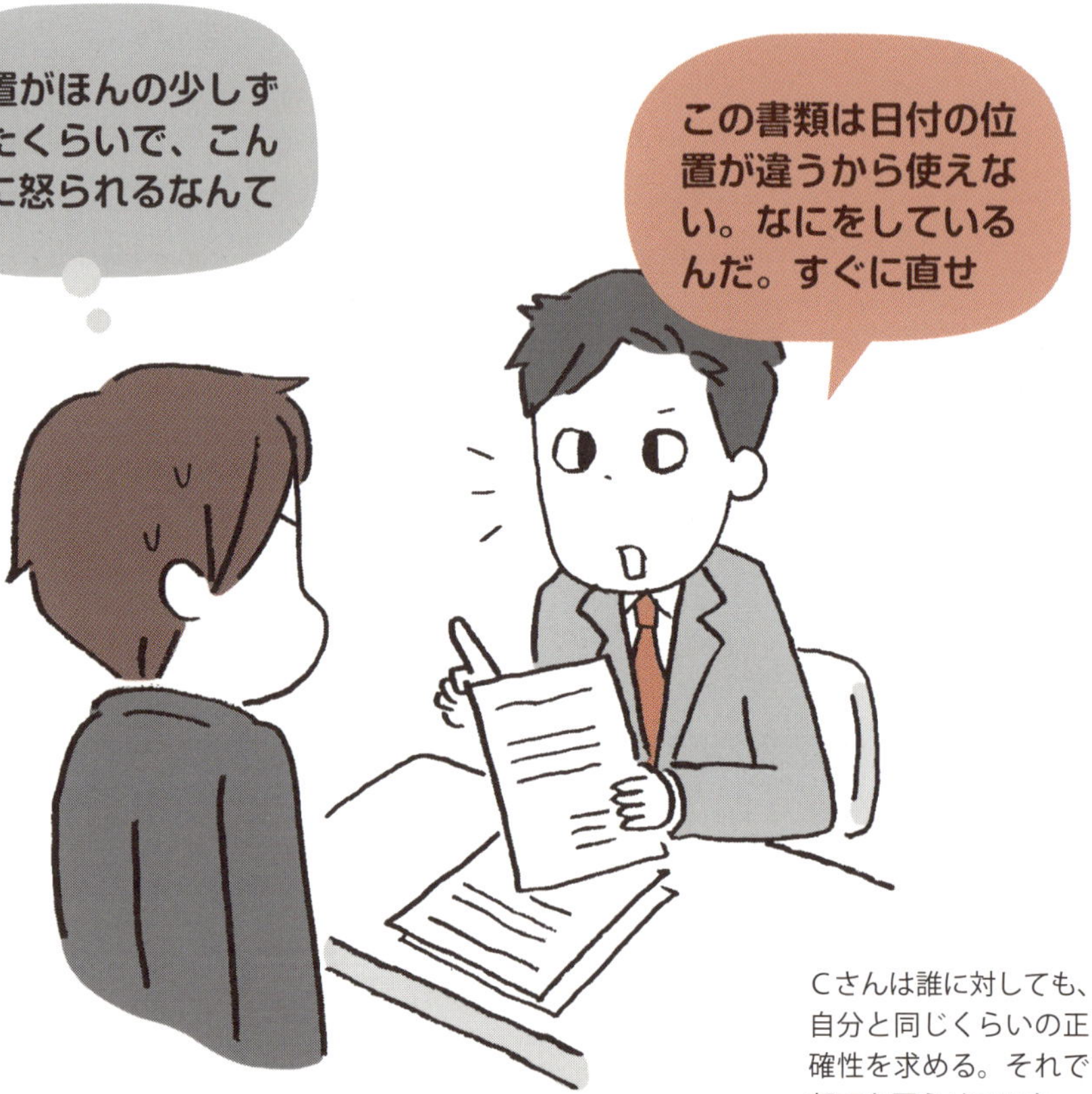

この書類は日付の位置が違うから使えない。なにをしているんだ。すぐに直せ
位置がほんの少しずれたくらいで、こんなに怒られるなんて


Cさんは誰に対しても、自分と同じくらいの正確性を求める。それで部下を困らせていた

**2**

昇進して以来、期日やルールなどの管理を厳しくしすぎて、部下たちにストレスを与えていました。部下からは不満の声があがりましたが、Cさんは部下の力不足だと判断し、対応を変えませんでした。

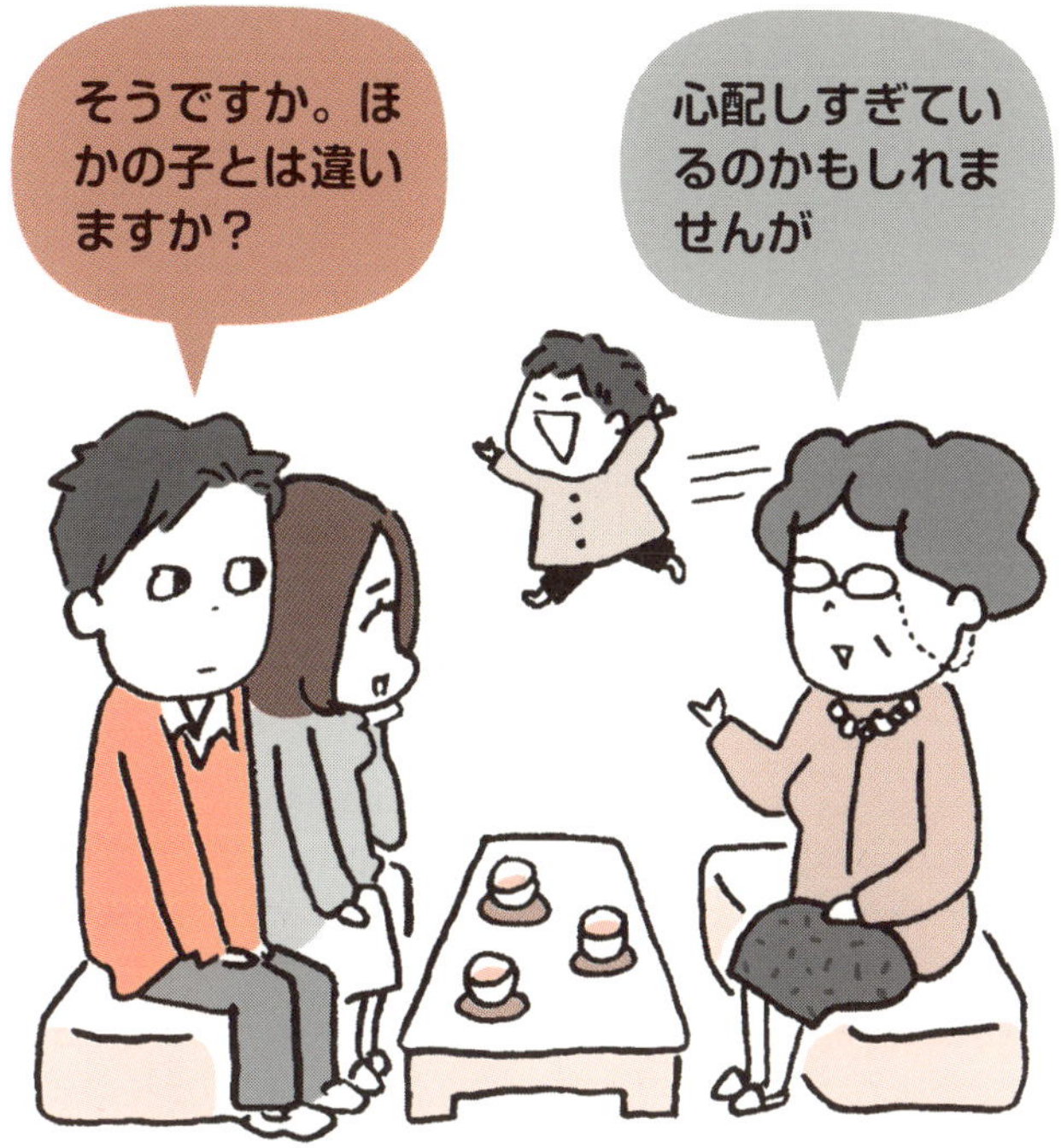
そうですか。ほかの子とは違いますか？
心配しすぎているのかもしれませんが

Cさんは妻といっしょに幼稚園へ。「４歳で友達と遊ばない」ことが気がかりだと聞いた

**3** ある日、Cさんは子どもを通わせている幼稚園から連絡を受け、面談に行きました。幼稚園の先生から、子どもがいつもひとりで遊んでいて、こだわりが強く、心配しているという話がありました。

**4** 幼稚園の先生のすすめで、地域の小児科に子どもを連れて行くと、発達障害のASDの傾向があると診断されました。その特性を聞いてみると、確かにわが子に当てはまるところの多いものでした。

**5** CさんはASDの本を読み、その特性をあらためて学びました。すると、意外なことに気づきました。自分が部下の管理に悩んでいるポイントも、ASDの特性と一致するように思えてきたのです。Cさんは、自分も発達障害外来に行ってみることにしました。

近隣の大学病院に発達障害の専門外来があることを知り、予約をとって受診した

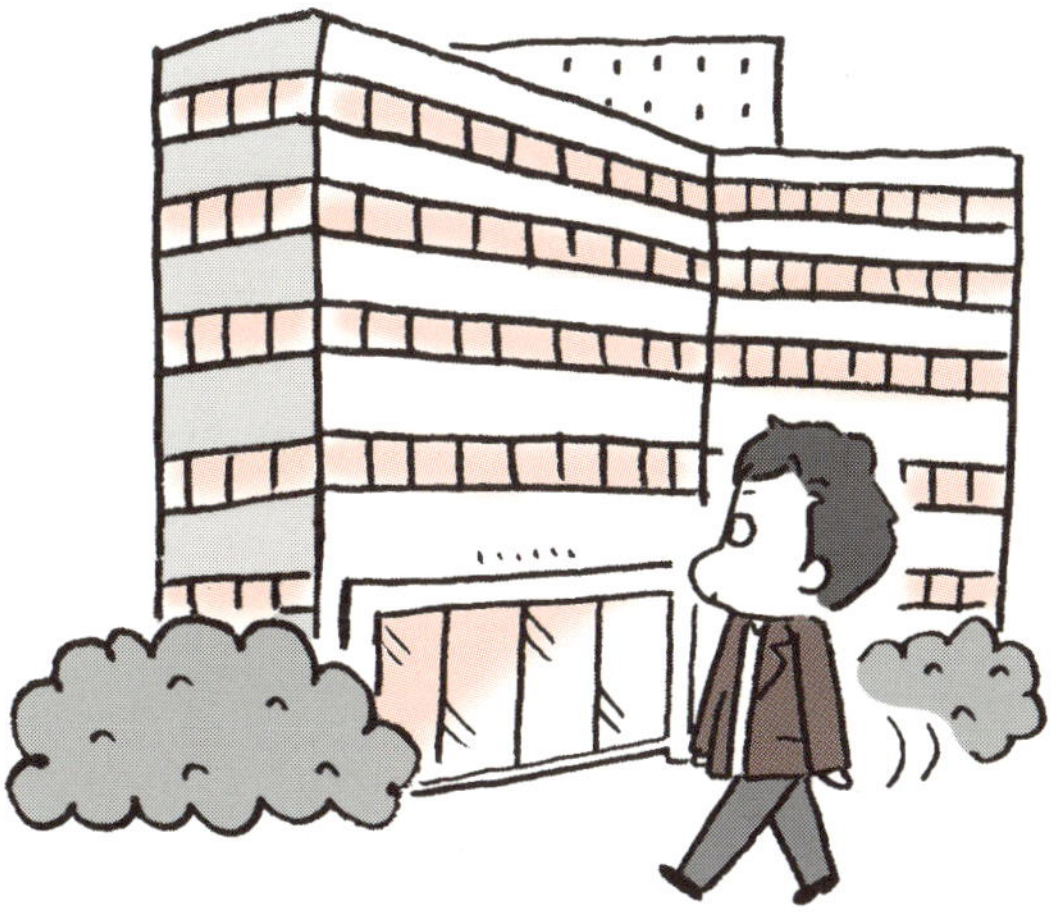

### 診断のポイント

CさんはASDの傾向があると言われました。はっきりと診断がつくわけではないのですが、いくつかの点で障害特性が当てはまる状態です。この場合も、発達障害と同様の支援を受けることが有効です。

Cさんは子どもの発達障害をきっかけとして、自身の障害特性に気づきました。発達障害には遺伝性があるともいわれ、親子で同様の特性が現れることがあります。Cさんとは反対に、親の発達障害が先にわかり、あとで子どもを調べるケースもあります。

Q&A コラム

# 発達障害の人が増えすぎている？

## Q 以前よりも人数が増えている？

**A** 近年、発達障害がメディアでよくとり上げられています。しかし、発達障害の人が過去に比べて増えたわけではありません。

二〇一二年に文部科学省が小・中学校の通常学級で、発達障害の可能性がある子の割合を調べた結果は六・五パーセントでした。一〇年前の結果、六・三パーセントとあまり変わっていません。

発達障害の人が増えたように感じられるのは、この障害への注目度が上がり、特性に気づく人が増えたからだと考えられます。

とくに大人の発達障害は、近年、支援の情報が増えたため、注目度が高くなっています。

## Q これまではどうやって対応していた？

**A** いま、発達障害の人の支援が話題になっています。こうした支援が過去、どのようにおこなわれてきたのかというと、これまでは、発達障害があっても本人も職場も気づかなかったケースが多かったのだと考えられます。

障害特性に気づかず、通常の指導や研修で対応していたのでしょう。ただ、経済的な余裕があった時期にはそれで対処できても、いまは厳しい経済情勢が続いています。職場側に、発達障害の人を受け入れる余裕がなくなりつつあるのです。それもあって、医療機関や公的機関による支援が求められているようです。

**発達障害増加の背景**

- コミュニケーションを重視する業種、職種の増加
- 発達障害が話題になり、自覚する人が増えた
- 成果主義が広がり、職場に余裕がなくなってきた

# 2

# 苦しむうちに、発達障害外来にたどりつく

仕事上の失敗や職場の人間関係に悩んだ人は、最初は自分で問題を解決しようとします。それでもうまくいかず、心身の調子を崩すと医療機関を利用しますが、最初から発達障害の専門外来を受診する人は多くありません。

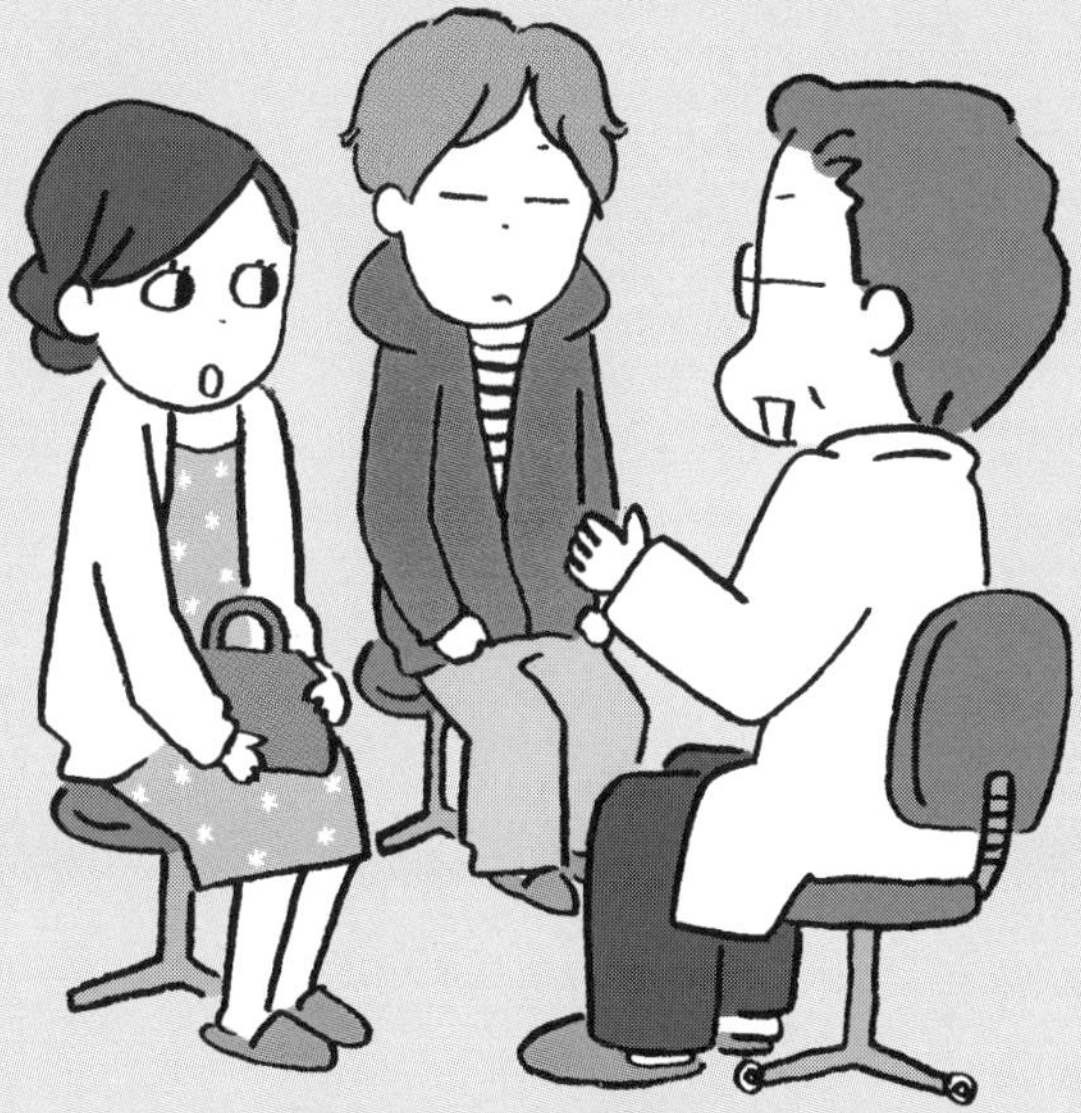

# なぜ「発達障害」で「精神科」に行くのか

発達障害は、脳機能の障害であり、社会生活上の障害でもあります。その二つにくわしい精神科や心療内科を受診しましょう。

## 精神科医がもっともくわしい

発達障害は脳機能障害ですが、医学的には精神疾患、つまり心の病気のカテゴリーで診療・研究されています。

発達障害にくわしいのは、精神科医です。仕事の悩みの背景に発達障害があると感じたら、精神科医のいる医療機関を受診してください。精神科医は、精神科や心療内科など、心の病気をみている診療科にいます。

近隣に発達障害の診療をおこなう精神科医がいれば、そちらを選びます。受診先がみつからないときには、大学病院や総合病院を受診して、心の病気をみる診療科を案内してもらいましょう。

## 脳機能や社会生活のことだから

発達障害は先天性の脳機能障害です。その障害特性によって、社会生活上の困難に直面することがしばしばあります。脳機能や社会生活の悩みには、主に精神科が対応しています。

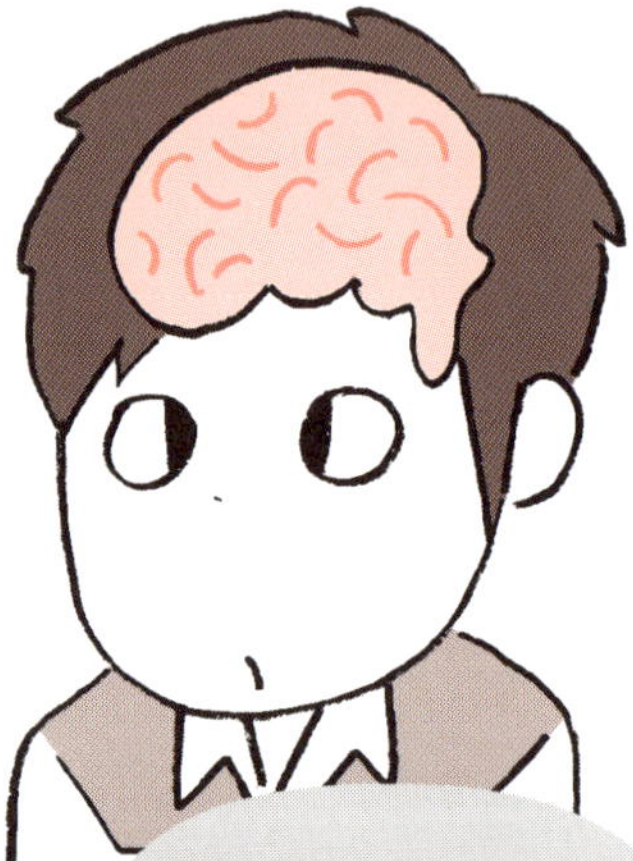

精神科はうつ病や統合失調症など、脳の障害を診察・治療している

**脳機能**
脳の傷や損傷ではなく、脳の働き方の障害だと考えられている

**社会生活**
コミュニケーション面の困難などから、集団での活動で悩みやすい

**精神科の領域**
脳機能障害も、社会生活上の悩みも、医学的には精神科がとりあつかっている

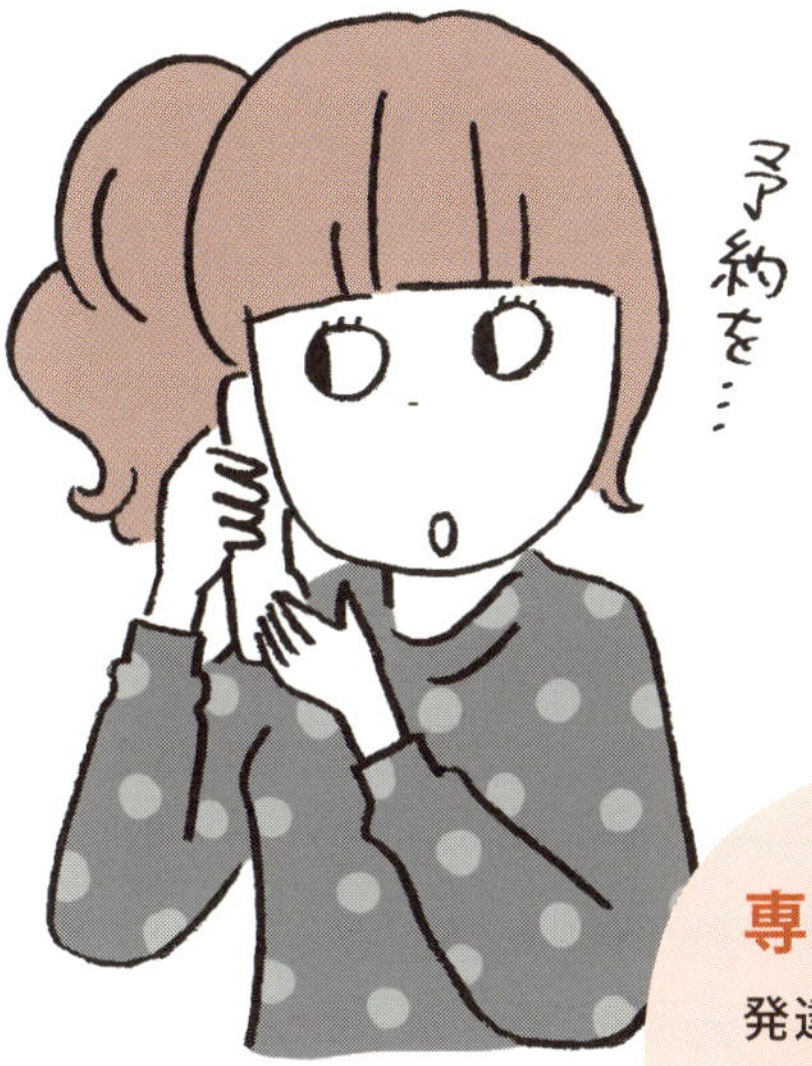


詳細は電話で問い合わせるとよい。予約のとり方も同時に聞ける

## 探すときのポイントは3つ

医療機関には、それぞれ特徴があります。精神科のなかでも、発達障害の診療経験が豊富なところを探して受診しましょう。専門性と医療機関の規模を参考にしながら、通いやすさも加味して受診先を選びます。

### 専門性を確認する

発達障害の診察や検査をおこなっているか、事前に電話などで確認する。なかには曜日を限定している医療機関もある

### 通いやすいところ

発達障害の診療には時間がかかるため、通いやすさを重視して医療機関を選ぶ

### 大学病院か総合病院へ

近隣に専門外来がなければ、ひとまず大学病院か総合病院を受診する。地域の専門医を紹介してもらえる場合がある

### みつからないときは

#### 公的機関にひとまず相談する

インターネットや各種冊子などを調べても受診先がみつからないときは、役所や公的機関に相談してみてください。地域の情報が集まっています。

- 役所の福祉担当窓口や保健所、保健センター
- 精神保健福祉センター
- 発達障害者支援センター

### 脳神経外科では検査・治療できない？

脳神経外科では、脳の外傷や脳血管障害など、脳の物理的な損傷を治療しています。発達障害は脳の機能の障害なので、基本的に脳神経外科の対象とはなりません。

脳の病気では画像検査がよくおこなわれますが、これも発達障害は基本的に対象外です。発達障害をｆＭＲＩなどの画像検査で調べる研究が進んでいますが、まだ一般に実用化される段階ではありません。

2ページでわかる

# 「大人の発達障害」専門外来のかかり方

## 自分で探すか、紹介してもらう

大人の発達障害には専門医制度がなく、専門医療機関の情報を統括する窓口もできていないため、外来を探すことが難しくなっています。探し方は、インターネットなどを使って自分で調べるか、受診中の医療機関で紹介してもらうか、どちらかになります。

### 自分で探す

インターネットや発達障害関連の本などで調べる。公的機関に相談するのもよい。小児科で診察をおこなっているところは多いが、成人はかかれない場合がある

### 予約をとる

専門外来の多くが、予約制をとっている。連絡なしで行っても受診できない可能性が高いため、電話などで予約をとる。費用や必要書類などを確認する

#### 予約がとりにくい

専門外来がまだ少なく、予約をとりにくい。連絡をとっても数ヵ月先の予約しかとれない場合がある。１ヵ月分の予約を特定の日に一括で受けつける機関もあるため、早めに確認したほうがよい。

### いま受診中

すでに仕事のストレス関連で精神科や心療内科にかかっている人は、現在の主治医に発達障害が気になっていることを相談する

### 紹介してもらう

主治医が発達障害にくわしければ、診察がおこなわれる。近隣に専門医がいる場合には、紹介状を書いてもらう。紹介できる機関がないといわれる場合もある

## 専門外来はまだできはじめたところ

発達障害が話題になることは増えていますが、専門外来の数はまだ多くありません。

発達障害の子どもをみる小児科は増えています。学会が専門医のリストを公開するなど、受診しやすい状況が整いつつあります。しかし成人の外来は、各地に少しずつできはじめたところ。これから増えていくという段階です。

## 外来もデイケアもこれから増えていく

専門外来のなかには、発達障害の人が通うデイケアを実施する機関が出てきました。メディカルケア虎ノ門では、デイケアのしくみのなかで、復職支援プログラムもおこなっています。

今後は成人の専門外来とデイケアを併設する医療機関が増えていくことが予想されます。

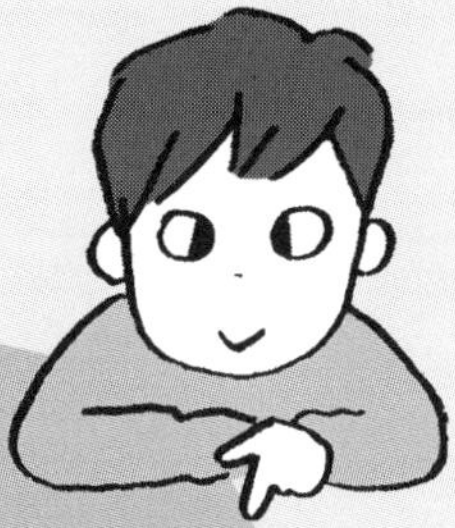
復職支援プログラムはデイケアで実施されることが多い

**受診の流れ**

- 書類の用意
- 心理士との面談
- 心理検査
- 医師による診察
- 知能検査

（30～35ページ参照）

**受診する**

専門外来を受診。発達障害は診察や検査に時間がかかるため、初回に診断が出ない場合もある。２回以上、受診することも想定しておく

**デイケアに参加**

発達障害の診断が出たあと、受診先がデイケアを実施していれば参加できる。各種支援やトレーニングはデイケア形式でおこなわれている場合が多い

**他機関でデイケアに参加**

専門外来でもデイケアがないところは多い。デイケアへの参加を希望した場合、他機関を紹介されることがある

# 受診の前に問診票、母子手帳、通信簿を用意する

専門外来にかかるときには、書類の準備が必要となる場合があります。小学校時代の通信簿など、過去の書類が役に立つことがあるのです。

## 受診前に用意する書類

発達障害の診察では、成人でも幼少期の育ち方を確認することが重要です。そのため、母子手帳や子どもの頃の通信簿などを準備してから受診する場合があります。

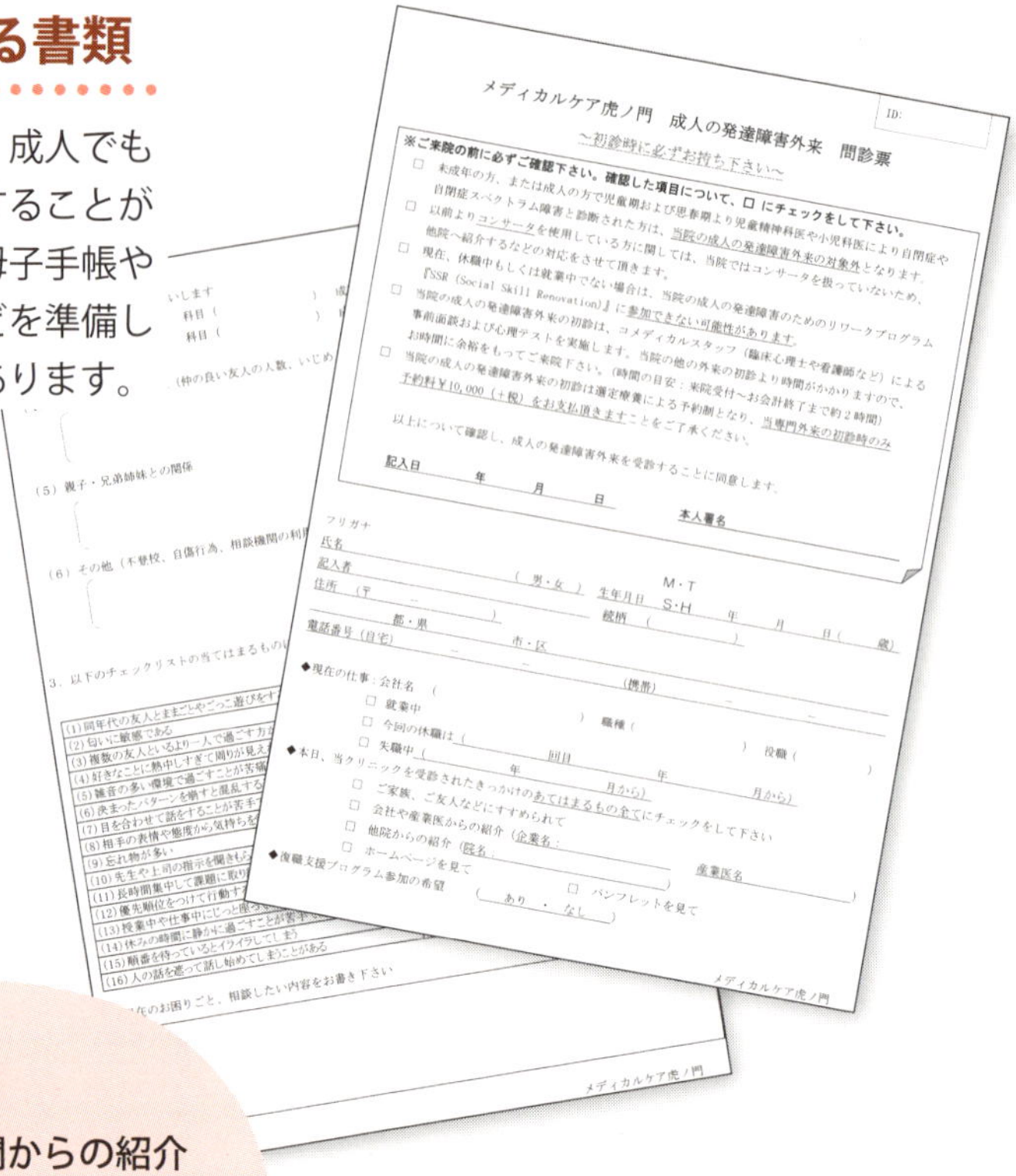


本書監修者のクリニック、メディカルケア虎ノ門で使用されている問診票。受診前に記入するものだが、この問診票にも幼少期のことを尋ねる質問がある

### 保険証や問診票

健康保険証や他機関からの紹介状がある人は必ず持参する。医療機関によっては問診票への事前記入が必要となる場合がある。診察前に記入しておくことで、本人は考えが整理でき、医師は状況を把握しやすくなる

### 母子手帳や小学校時代の通信簿

幼少期のことを確認する資料として、母子手帳や小学校時代の通信簿などが役に立つ。乳幼児健診や保育園・幼稚園時代の書類、中学校以降の書類でも、気になるものがあれば持参するのもよい

### その他

ほかの病気や服用中の薬のこと、各種制度の利用状況などを示す書類が必要となる場合もある

※必要書類は医療機関によって異なります。母子手帳などを持参しても診察に使われない場合がありますので、詳細は受診先に問い合わせてください

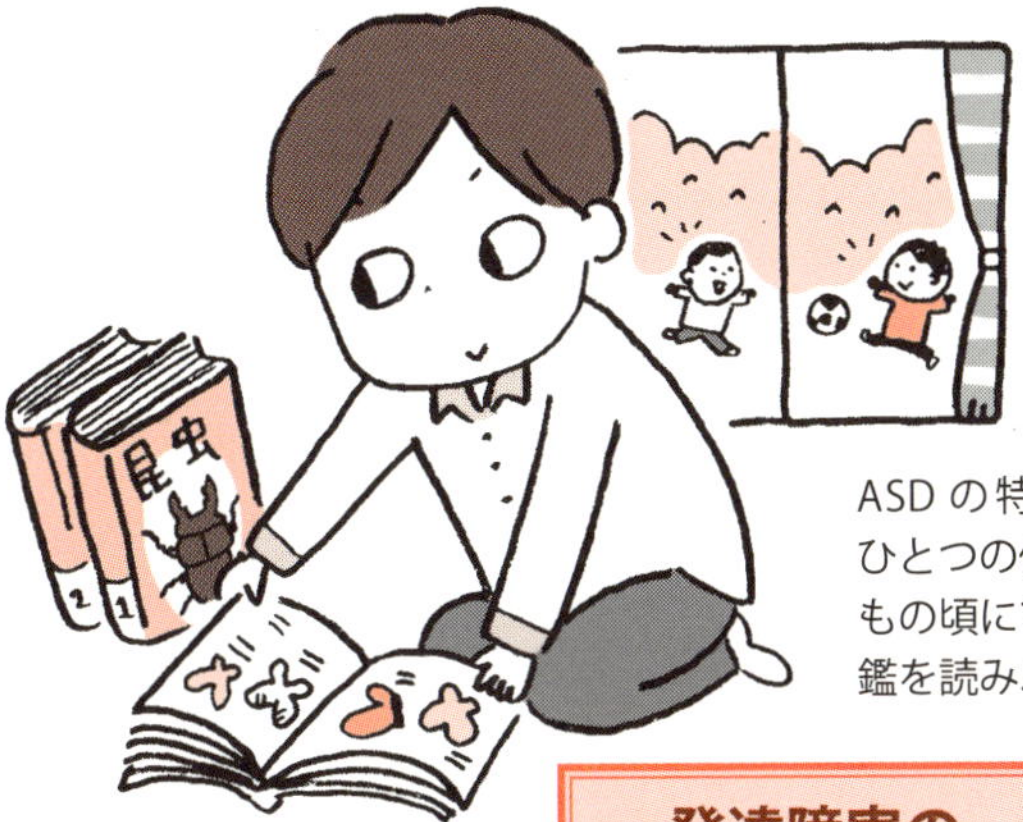

ASDの特徴を示すひとつの例が、子どもの頃にひとりで図鑑を読みふけること

## 幼少期の様子を確認する

診察時に、医師はいまの悩みや行動特徴だけでなく、幼少期のことも尋ねます。発達障害は先天性のものなので、幼少期から同様の特徴が出ています。その確認をするのです。

## 記録を通じて医師に行動特徴を伝える

大人の発達障害を診断するのは、簡単なことではありません。

本人がいまの悩みを説明できても、それだけでは診断が確定しない場合があります。成人するまでにはさまざまな経験をしているため、いまの特徴が先天性のものかどうか、わからないのです。

そこで、より正確に調べるため、出生からの成育歴を確認します。母子手帳や小学校時代の通信簿などを用意して、医師にその頃の行動特徴を伝えます。当時の様子が診断の参考となるわけです。

### 発達障害の時期ごとの特徴

**幼少期**

子どもの頃の特徴は、マイペースであること。友達との交流が少なかったり、趣味へのこだわりが強かったり、落ち着きがなかったりする。通信簿に忘れ物が気がかりだと書かれることもある

**思春期**

10代になると、コミュニケーション面のトラブルや、能力のかたよりが目立ちはじめる。交友関係が極端に狭かったり広かったりする。まわりに「ちょっと変わった人」だと思われがち

**成人期**

仕事上の問題、とくにコミュニケーションの問題やケアレスミス、職場の人間関係のトラブルが目立つ。夫婦関係がこじれる人もいる。「問題を解決できない人」だと評価されてしまいがち

発達障害の特性は、成人期には一部しか目立たない場合がある。詳細を把握するためには幼少期の情報が欠かせない

# はじめての面談で医師や心理士から聞かれること

発達障害外来の診察は、初回から時間をかけておこなわれる場合が多くなっています。ここではその一例を図解で紹介します。

## 最初の診察の流れ

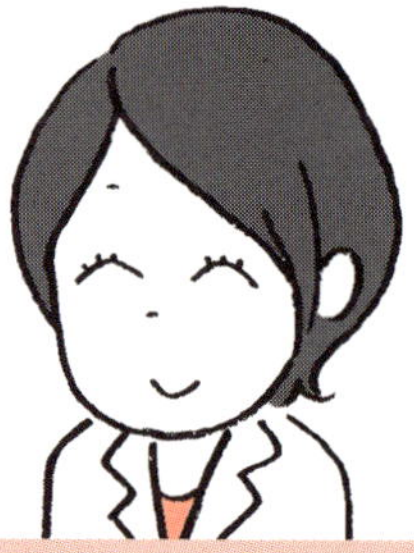

発達障害の診察では、現在の悩みや症状だけでなく、幼少期のことまで振り返って確認します。そのため、時間がかかります。医師の診察の前に、心理士などの医療スタッフが概要を聞きとることがあります。

予約する

書類などの準備

はじめての受診

心理士による面談・検査（90分程度）

### 面談

**まず心理士など医療スタッフと話をする**

最初に心理士など医療スタッフによる面談がおこなわれる場合には、そのスタッフに問診票や各種書類を渡し、質問に答える。また、現在の悩みや気になっていることを伝える。スタッフは情報を整理して、医師に報告する。

悩んでいることがいくつもあって、うまく説明できない人もいる。スタッフはその話を聞いて整理してくれる

いまもっとも困っていることを「主訴」としてスタッフに伝える

問診票がある場合には、その記載内容について、スタッフから質問される

AQやPARSなどの心理検査を受ける。その結果が発達障害診断の指標のひとつになる

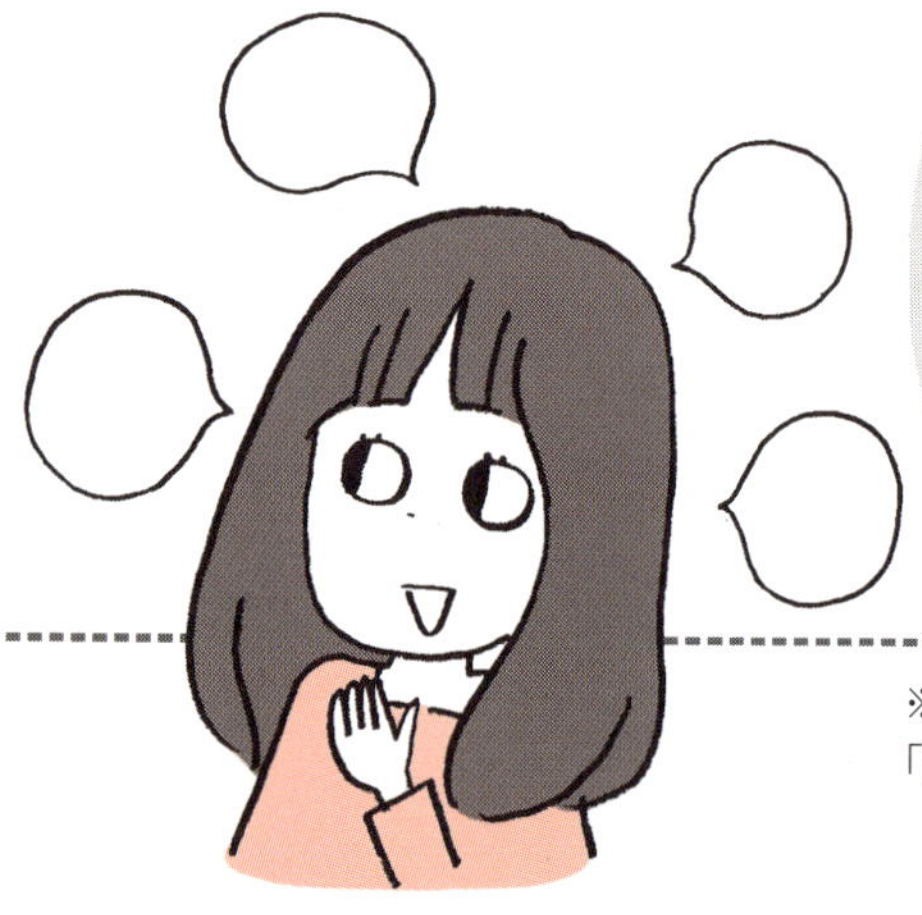

※AQは「自閉症スペクトラム指数」、PARSは「広汎性発達障害日本自閉症協会評定尺度」

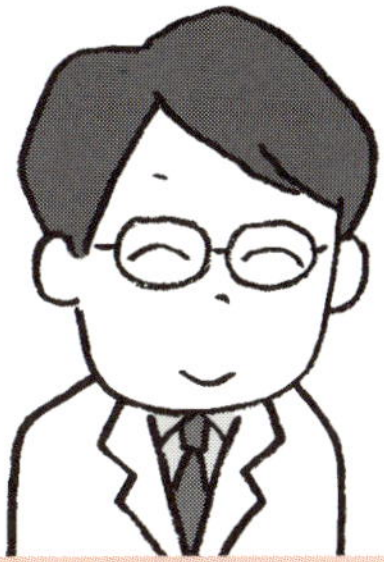

初回は心理士との面談から医師による診察まで、合わせて２時間ほどかかることもある

**医師による診察（30分程度）**

**診察**

### 面談後にあらためて医師の診察を受ける

医師はスタッフから報告を受け、診断名などをある程度見立てたうえで、くわしく診察していく。患者さんは医師の質問に答える。

**二回目の受診**

**診察**

### 知能検査などを受け、診断を聞く

後日、必要に応じてWAISなどの知能検査を受ける。その結果もふまえて、診断が確定する。それまでに合計で２～３回受診する場合が多い。

**三回目の受診**

## 問診票にそって話を聞かれる

スタッフによる面談がある場合と、最初から医師が診察をおこなう場合がありますが、どちらも話の内容は同じです。

面談や診察では、現在の悩み、発達障害を疑ったきっかけ、これまでの受診歴、幼少期からの様子などを質問されます。

多くの場合、事前に問診票に概要を記入し、その内容にそって話を聞かれます。

## 一回では診断がつかない場合もある

発達障害外来では、初回から診察に時間がかかる場合が多いのですが、それでも一回では診断がつかないことがよくあります。

日をあらためて心理検査や知能検査をおこなう場合があり、そのため、何度か受診する必要が出てくるのです。

# 何歳の患者さんでも、診察には母親が同席したほうがよい

発達障害外来では、診察時に母親の同席を求められることがあります。幼少期のことについて、本人よりも正確に記憶しているためです。

## 幼少期のことには母親がいちばんくわしい

診断に当たって幼少期の情報を確認していくとき、本人の記憶よりも頼りになるのが、母親のもっている記憶です。

発達障害の特性は、うまれたときからさまざまな形で現れます。たとえば乳幼児期に抱っこを嫌がったり、発語が遅れたり、ひとり遊びに集中したりします。それらの特徴をよく感じとり、記憶しているのは、育児に深く関わった人。多くの場合、母親です。

本人が当時を思い出したり、家族に当時のことを聞いたりして答えることもできるのですが、よりくわしく説明するためには、母親が同席したほうがよいでしょう。

## 本人と母親では答え方が違う

医師に「子どものころから同じ悩みがありましたか？」と質問されたとき、本人と母親では答えが違う場合があります。その違いが､診断の参考になります。

**母親は**

「忘れ物」や「ひとり遊び」が多くて心配になり、一生懸命サポートしていた場合がある。母親がそう答えることで、幼少期のことがわかってくる

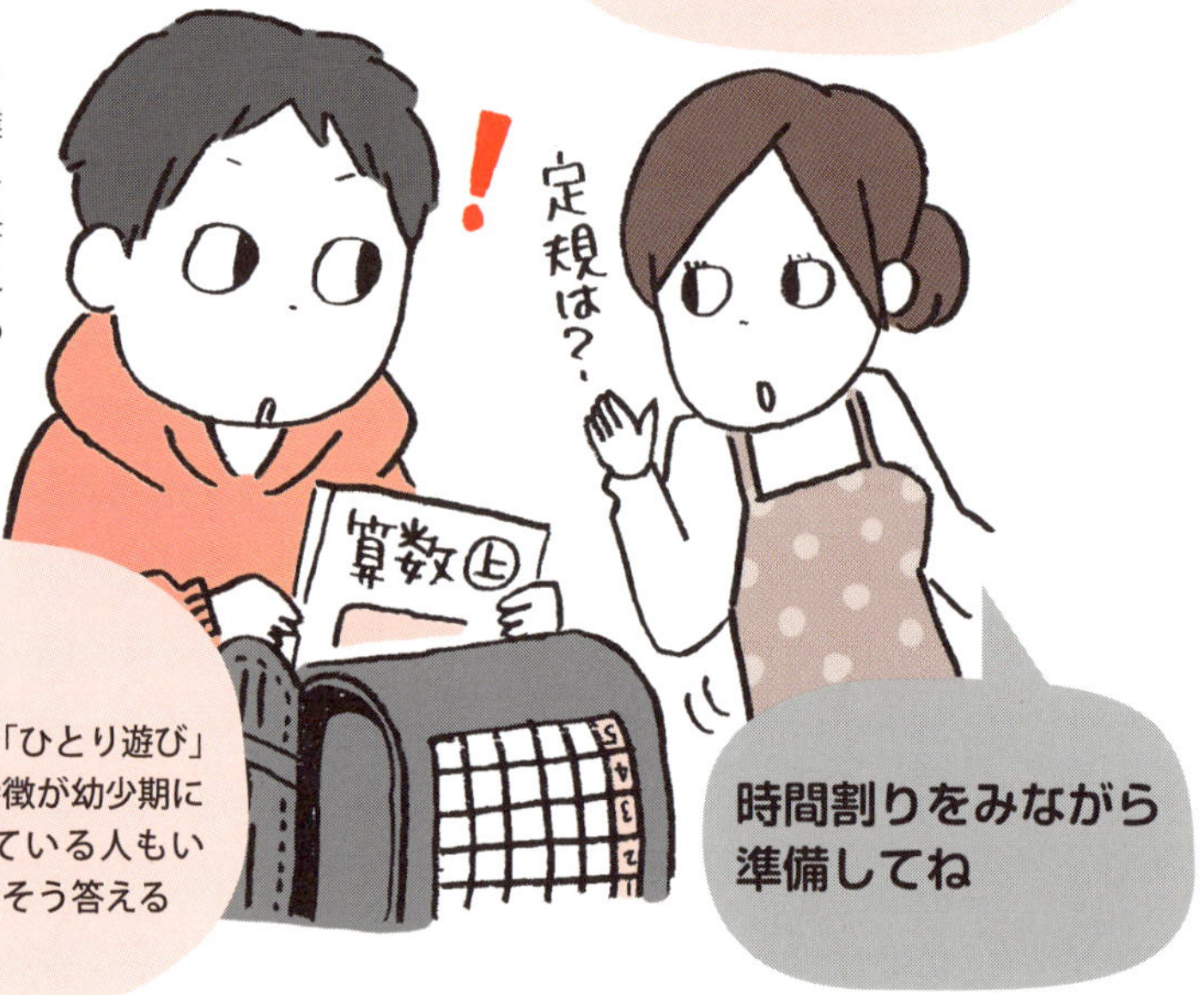
!
定規は？
算数㊤
時間割りをみながら準備してね

母親のサポートによって忘れ物が減り、発達障害の特性が表面化していなかった場合、母親の話を聞かなければ、幼少期の状況がわからない

**本人は**

なかには「忘れ物」「ひとり遊び」など、発達障害の特徴が幼少期にはなかったと感じている人もいる。医師の質問に、そう答える

## 「育児で困ったこと」を聞かれる

　母親が同席できた場合、医師から「育児で困ったこと」や「子どもの活動で、よく手伝っていたこと」などを聞かれます。その答えには、母親しか知り得なかった、本人の不得意な一面が現れることがあります。

**医師は**

- 育児で困ったこと、よく手伝っていたことなどを広く聞きとる
- かんしゃく、多動、集中することの難しさ、人見知り、忘れ物の多さなど、発達障害の特徴があったかどうかを聞く

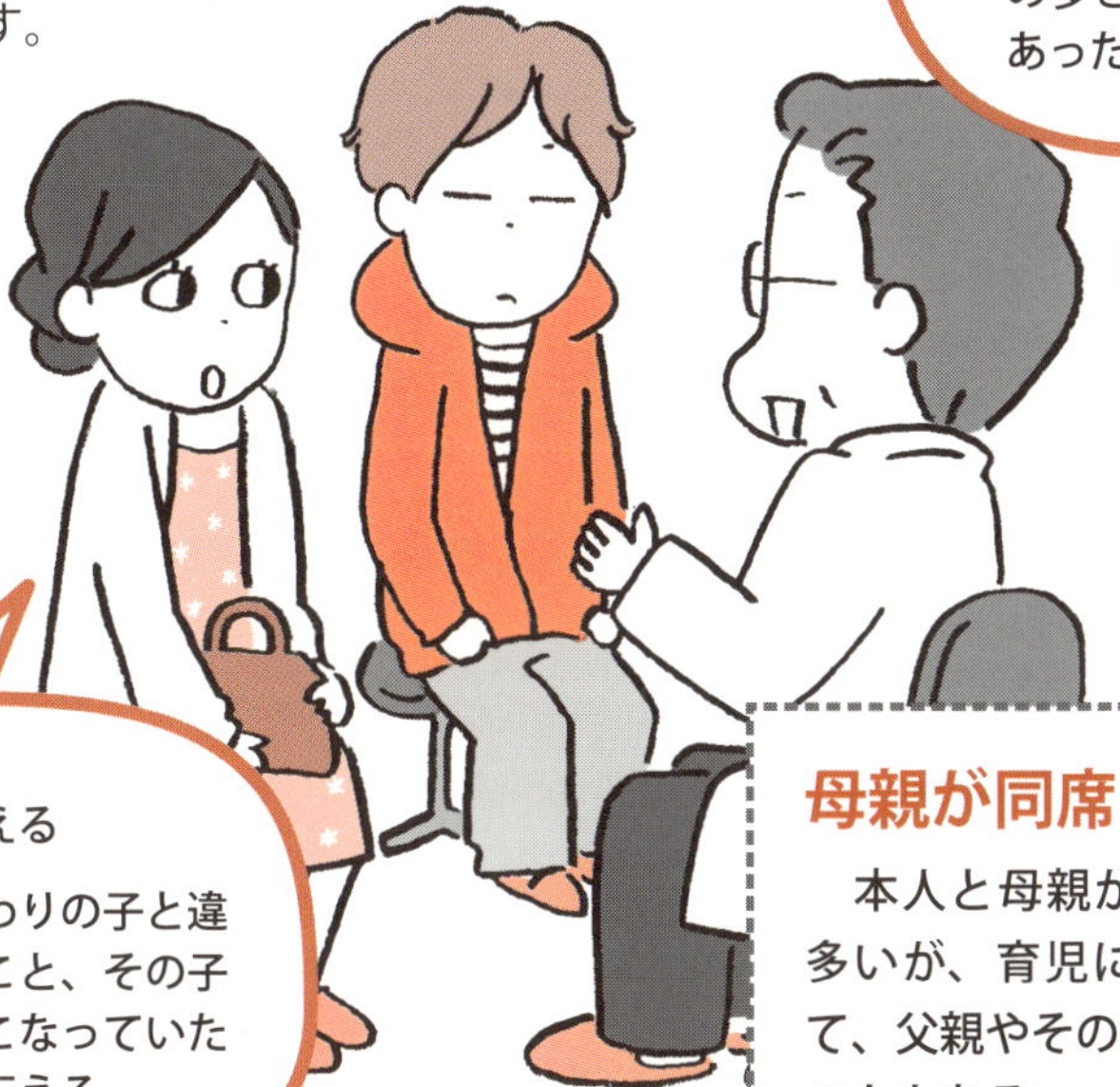

本人と母親が同時に診察に出席できれば、幼少期のことをくわしく確認できる

**母親は**

- 医師の質問に答える
- きょうだいやまわりの子と違うと感じていたこと、その子にだけ特別におこなっていたサポートなどを伝える

### 母親が同席

　本人と母親が診察を受けることが多いが、育児に深く関わった人として、父親やそのほかの家族が同席することもある。

↓ 遠方在住などで同席できない場合は

### 問診票に記入する

　母親の同席が難しい場合は、問診票を事前に母親に渡し、幼少期のことを記入してもらう。本人がそれをもって受診する。また、受診を続けるなかで、母親に聞くことが出る場合がある。その都度、連絡をとり、確認する。

### 母親は育て方を責められるわけではない

　母親のなかには、受診への同席を求められたときに、育児の問題点を指摘されるのかと感じ、同席することをためらう人もいます。
　診察は幼少期の様子を聞きとるためのものであって、母親の責任を問うものではないので、安心して参加してください。
　そもそも、発達障害は育児の問題によって起こるものではなく、先天性の障害です。母親が責任を感じる必要はありません。

# 診断が出る人と、特徴はあるのに診断が出ない人に分かれる

専門外来を受診したからといって、必ずしも発達障害の診断が出るとはかぎりません。それらしき特徴があっても、診断が出ない人もいます。

## 同じ悩みでも診断は分かれる

職場でのコミュニケーションに悩むのは、発達障害の人の特徴でもありますが、ほかの病気の症状でもあります。問診や検査の結果、ほかの病気と診断される人もいます。

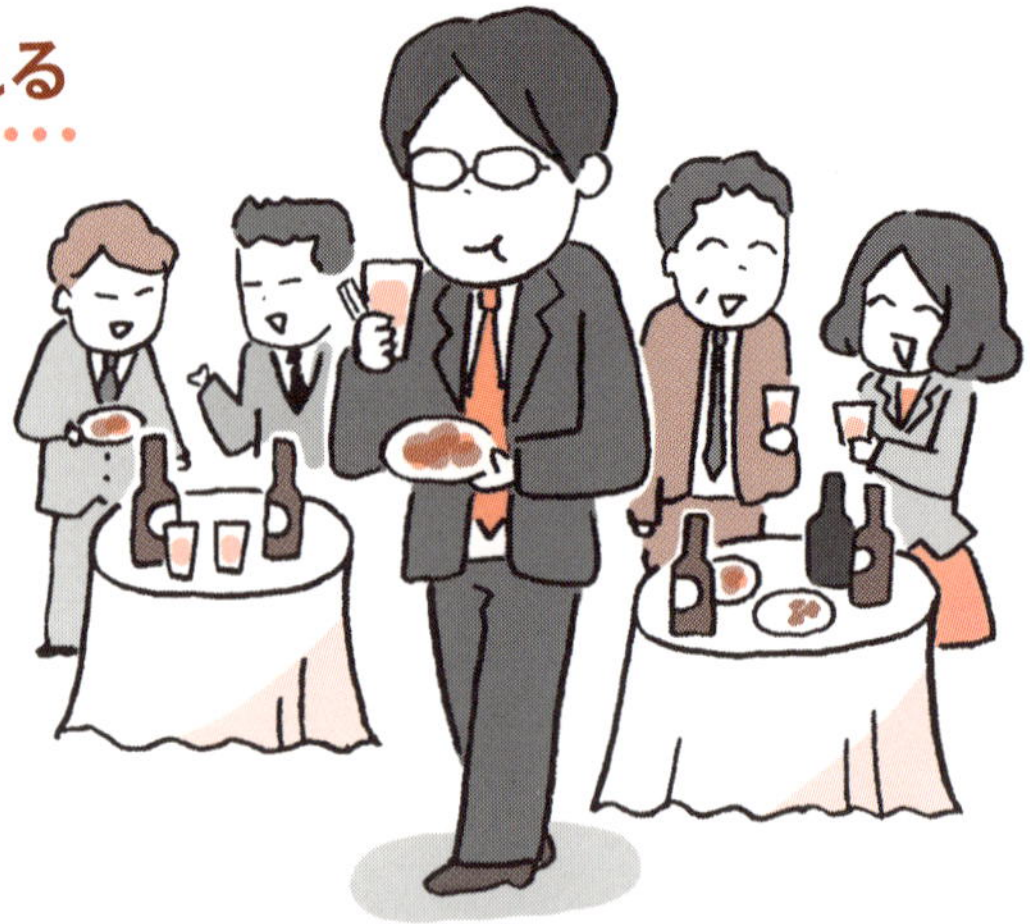

立食パーティのような社交の場で、まわりの人とうまく交流できない。その背景に発達障害があるとはかぎらない

### 発達障害の特徴のようにみえても……

- コミュニケーションがうまくとれない。空気が読めないといわれる
- 個人作業は得意だが、集団で共同作業をするとミスやトラブルが起こる
- 職場の人間関係を維持したり、広げたりするのが苦手
- ケアレスミスが多い。とくに複数の作業を並行すると失敗が増える

### 発達障害と診断

問診や検査の結果が発達障害の診断基準に該当すれば、診断が出る。ただし基準のみかたは難しく、医師によって診断が異なる場合がある

### 別の病気と診断

別の病気によって、コミュニケーションをうまくとれなくなっている場合もある。うつ病や社交不安障害、パニック障害など、別の病気の診断が出る

### とくに診断が出ない

本人やまわりの人が発達障害の可能性を感じていても、診断基準に当てはまらず、「発達障害の傾向がみられる」という結果になることもある

## 専門外来でも診断が出ないことがある

成人の発達障害外来を受診する人の多くは、大人になるまで発達障害の可能性を考えたことのない人たちです。それは、幼少期から特性が色濃く現れてはいなかったことを意味します。

そういう人たちの場合、専門外来で診察を受けたときに、障害特性が明確にはみられないという結果が出る可能性があります。

発達障害という診断は出ず、その「傾向がある」という結果になるのです。

## 診断が出なくてもなんらかの対応をする

ただし、結果として発達障害の診断が出なくても、その人が困っていることは事実です。

治療を受けることにはなりませんが、生活環境の調整など、なんらかの対応をおこないます。

「視覚的な情報が理解しやすい」という特性に合わせて、スケジュールを書面でもらうなどの環境調整をおこなう

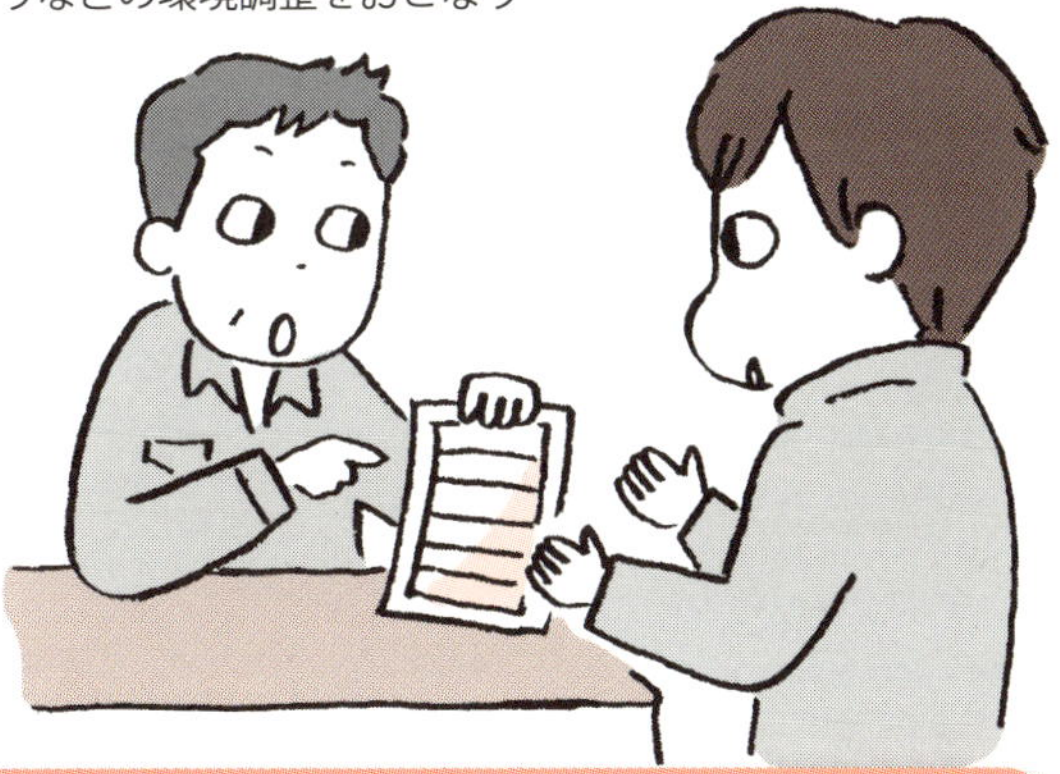

**環境調整と治療**
発達障害の診断が出た場合は、生活環境の調整と、心理療法やリハビリなどの治療を並行する。行動特性への理解を深め、対応する

**治療**
うつ病などの心の病気がわかった場合には、その治療を受ける。薬物療法や心理療法をおこなう場合が多い

**環境調整**
とくに病気の診断が出なかった場合でも、仕事上の悩みがあることは事実なので、生活環境の調整をおこなう

### 診断が出ない人も意外と多い

近年、新聞やテレビなどのメディアで発達障害が話題になることが増えています。

そのためか、コミュニケーション面の問題が発覚すると、ひとまず発達障害を疑うというケースがみられます。社会全体がやや過敏になっていて、実際には診断の出ない人も専門外来を訪れています。発達障害のようにみえても、くわしく調べてみると診断が出ないという人が、意外と多いのです。

# 主に二次障害を治療し、一次障害には別の対策をとる

発達障害による生きづらさから、うつ病など別の病気が二次障害として起こっている場合があります。どちらに対しても治療や対応が必要です。

## 問題を二つに分けて考える

専門外来の受診後、すぐに発達障害の診断が出ることもありますが、三六ページで解説したように、発達障害以外の病気がわかることもあります。

そのほかに、発達障害と別の病

### 二次障害を治療

うつ病・不安障害などの心の病気が二次的に起こっているときには、その病気の治療を受けます。

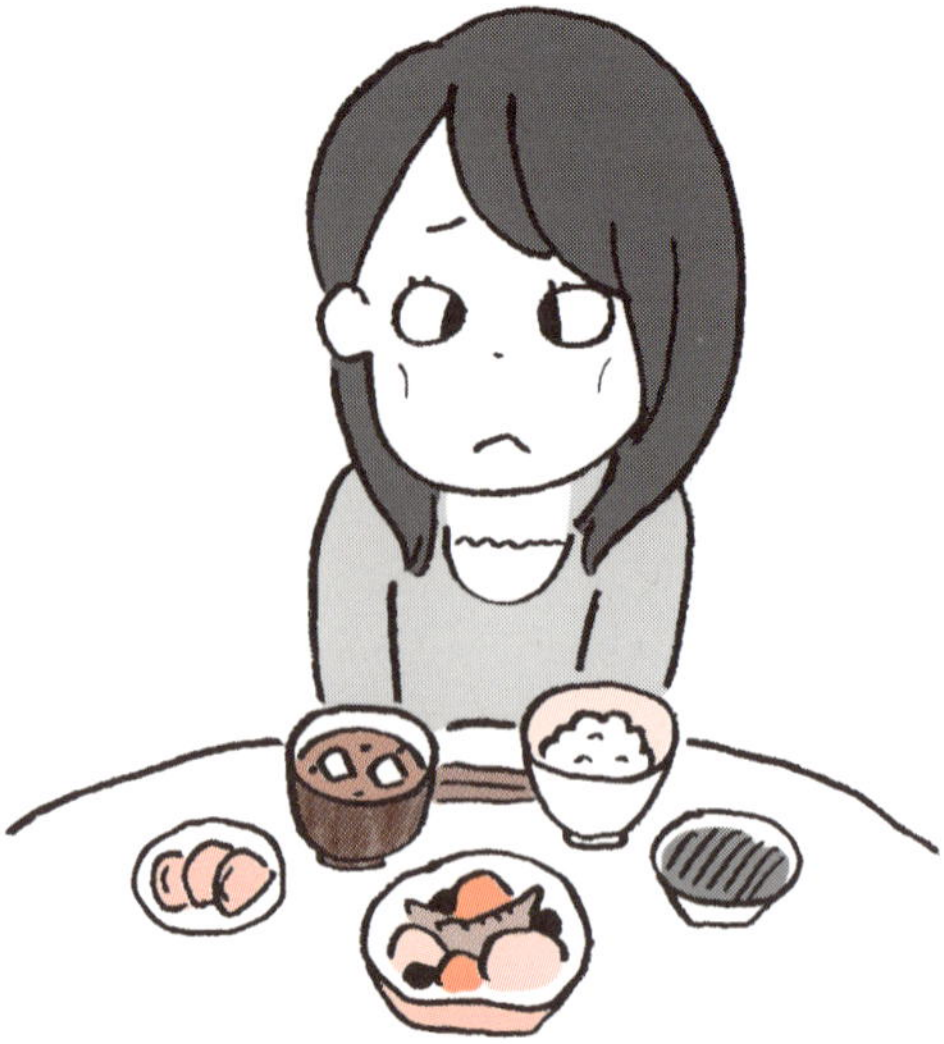

発達障害にうつ病が併存している場合、食欲不振や不眠などの症状が現れる。その対応が必要となる

### 二次障害

発達障害の人は苦手な仕事についた場合などに、失敗体験をくり返し、何度も叱責されて、うつ病や不安障害にかかることがある。そのような状態を二次障害という

### 薬物療法

心の病気の症状を、抗うつ薬や抗不安薬などの薬によっておさえる。心身の状態が安定し、くらしやすくなる。

### 心理療法・カウンセリング

医師や心理士との対話などを通じて、考え方や働き方を見直したり、生活上の注意点を理解したりする。状態の悪化を防ぐ。

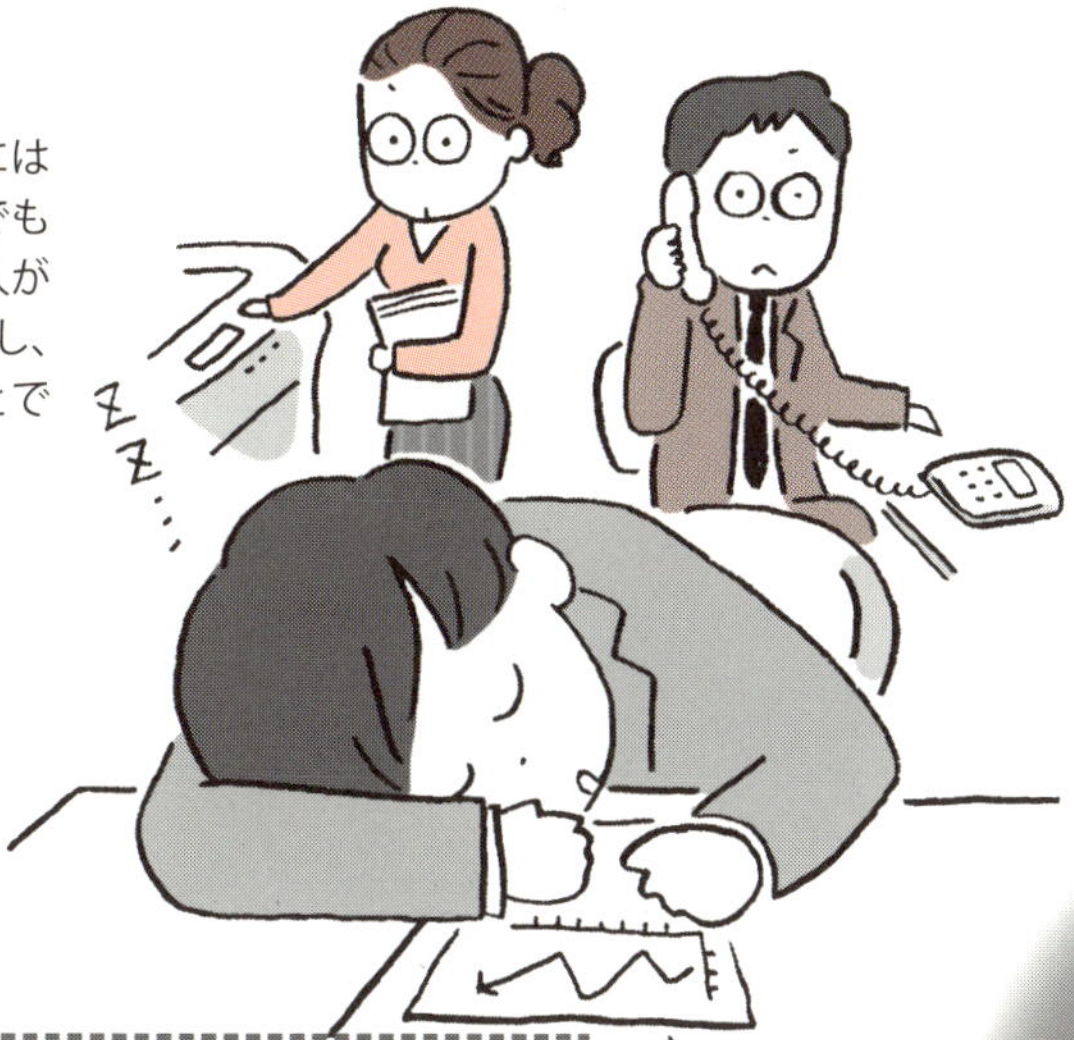

発達障害の人のなかには疲れやすく、仕事中でも居眠りをしてしまう人がいる。働き方を調整し、休憩を適度にとることで改善できる

## 一次障害に対応

うつ病などの病気のもとになっている発達障害は、いわば一次障害です。発達障害は変わることのない特性であり、治すことではなく、対応することが必要。障害特性への対応を身につけていきます。

**一次障害**

二次的に起こっている障害と、もとから存在する発達障害を分けて考える。発達障害を一次障害としてとらえる

### 環境調整

発達障害の特性に合わせて、くらしやすい環境をつくる。道具の使用といった物理的な調整だけでなく、人間関係を築くなど、生活面への対応もおこなう。

### リハビリテーション

コミュニケーションのトレーニングや復職支援プログラムのような、社会生活支援のリハビリに参加する。

### 心理療法・カウンセリング

考え方や働き方などの見直しは、発達障害対策としても有効。障害特性によって生活上の問題が生じることを防げる。

※発達障害のうち、ADHD の特性が強く出ている場合には、薬物療法を受けることがある。その場合、医師から説明がある

気、両方の診断が出ることもあります。その場合、発達障害が一次障害、もうひとつの併存症は二次障害ということになります。

　二つの障害があれば、二つの対応が必要です。併存症がある場合には、発達障害から起こっている困難と、二次障害の症状を分けて考えなければいけません。

Q&Aコラム

# 発達障害は悪化するとどうなるのか？

## Q もっと重い障害になる場合も？

A

発達障害の特性は、先天性のものです。生活のなかで重症化することはありません。ただし、特性によって起こっている生活上の困難が、より苦しいものになっていくことはあります。

特性そのものは変わっていなくても、本人やまわりの人がそれを理解できず、なにも対応をとらなければ、失敗がくり返されることもあります。その場合、失敗体験によって自信を失い、心身の状態が悪化する可能性があります。

状態の悪化を防ぐために、理解と対応が重要なのです。

## Q 最悪のパターンはどのようなもの？

A

これまで解説してきたとおり、発達障害への対応が遅れると、二次的な障害が起こります。それが最悪のパターンです。

発達障害特性による苦しみに、うつ病や不安障害などの症状が重なり、働けなくなっていきます。社会生活への自信を失い、家庭に引きこもってしまう人もいます。抑うつ症状が強くなり、自殺願望を抱く人さえいます。

そのようなパターンに陥らないよう、早期の受診を心がけたいものです。

**状態を悪化させる要因**

- 人間関係をつくることや情報処理の苦手さなどがあるため、ストレスを受けやすい
- 失敗体験をすることが多く、トラウマとなっている。叱責されると過去の記憶がよみがえり、落ちこんでしまう
- 本人もまわりも障害特性への理解をもてないままでは、社会不適応の状態になりやすい。支えが得られない

3

# 仕事を続けるため、復職支援プログラムに参加

働くことが困難になって休職した人は、
復職支援プログラムに参加して、
自己理解を深め、働き方を見直しましょう。
プログラムは、基本的にはうつ病などの
心の病気にかかった人を対象としていますが、
発達障害の人にも役立ちます。

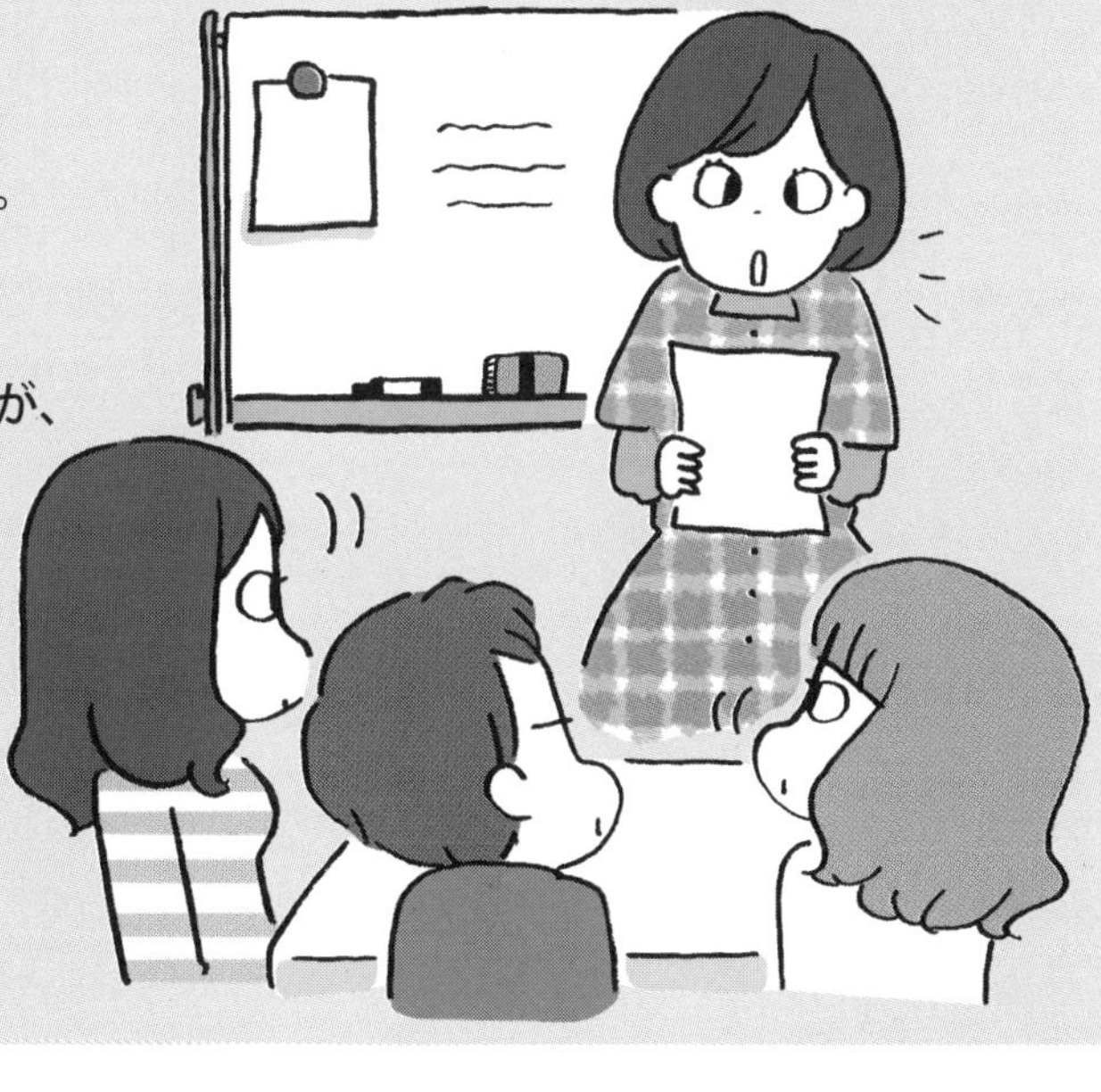

# 一次障害には治療よりも、理解と支援が重要だから

**発達障害そのものを治療することはできません。障害特性に対してできることは、支援を受けて、大きな不便なく生活することです。**

## そもそも「支援」とはなにか

発達障害の対応策として、よく「支援」という言葉が使われます。発達障害の特性が生活上の困難につながらないよう、サポートを受けることです。治療的な対応ではありますが、厳密には治療ではないため、支援と呼ばれます。

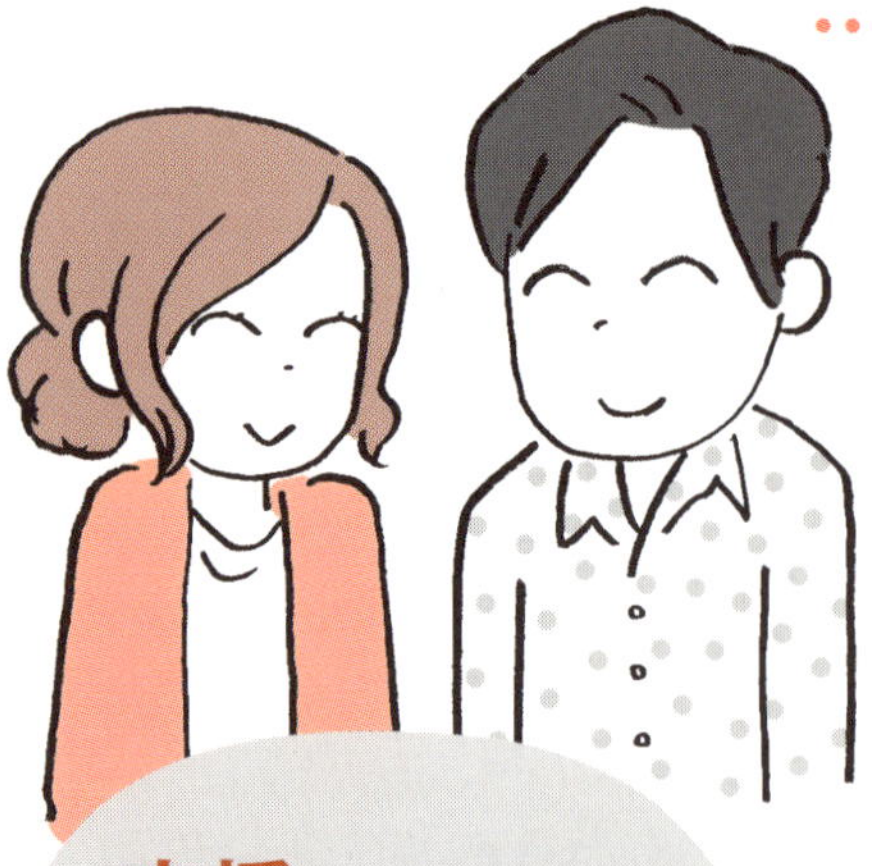

治療は医師でなければできないが、支援は家族でもできる

**支援**
発達障害特性に配慮した、生活面へのサポート。誰にでもできる。まわりにサポートの必要性を伝えるのも、支援のひとつの形

**本人への支援**

**まわりに支援を求めること**

**治療**
心理療法や薬物療法といった、医学的な治療。治療者がおこなう。発達障害の場合、治療だけで状況が改善することは少ない

**本人への治療**

## リハビリ的な介入が支援と呼ばれている

発達障害支援に明確な定義はありませんが、一般に、生活面へのリハビリ的な介入を支援と呼ぶことが多くなっています。

支援には、さまざまな形があります。医療機関で受けるデイケアのように、治療を支援と呼ぶこともあれば、公的機関で受ける福祉的な対応を支援とすることもあります。家族が発達障害を理解し、特性に配慮することも、支援といってよいでしょう。

いずれにせよ、重要なのは、発達障害の人がくらしやすくなるようになんらかの対応をとること。それを広く支援と呼んでいると理解してください。

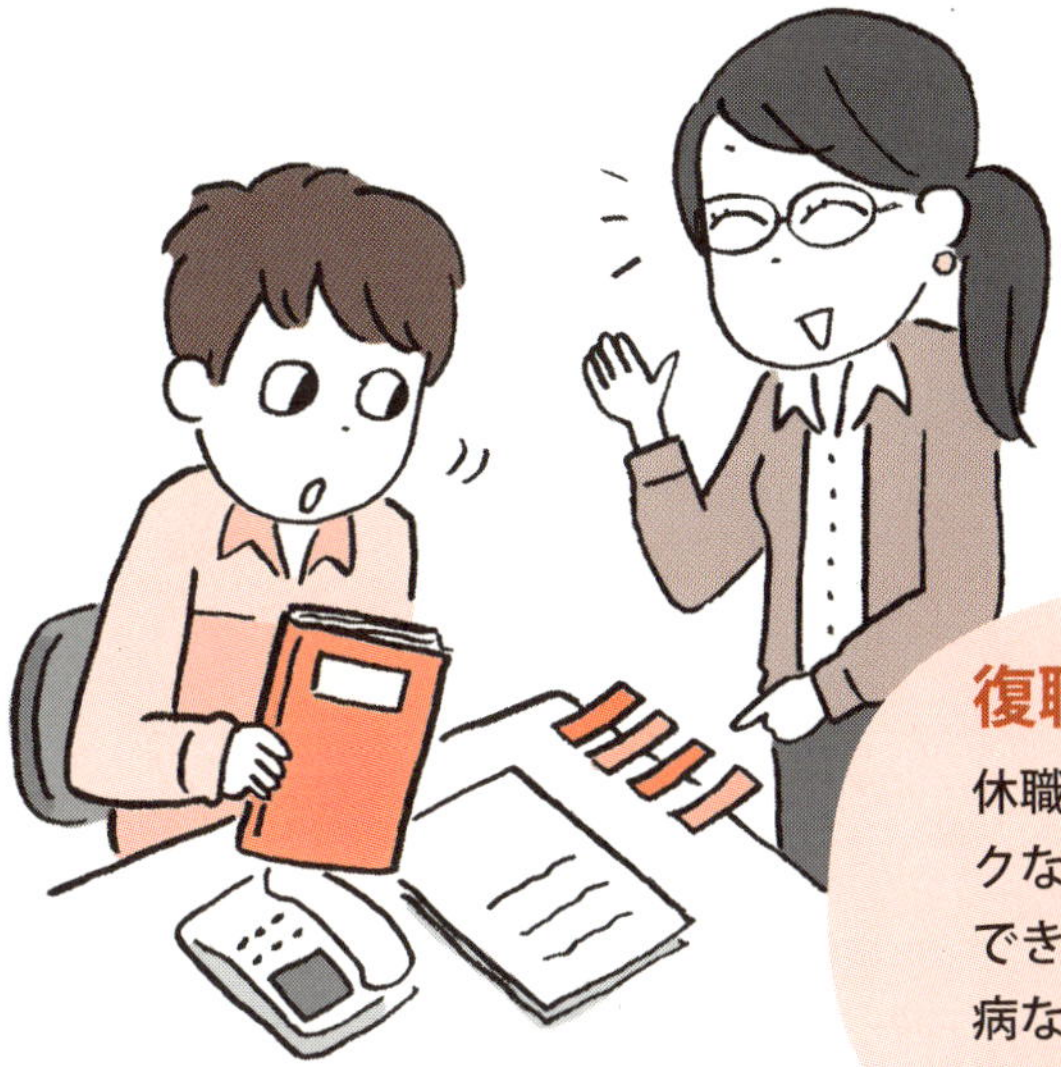

複数の作業を同時進行することが苦手な人は、付箋などを使って作業の優先順位を整理し、上司に相談する習慣をつける

## 支援を受け、働きやすくしていく

　生活面のサポートを得ることによって、トラブルが減ります。支援にはさまざまな形がありますが、仕事がうまくいかないことに悩んでいる人には、復職支援プログラムが役立ちます。

### 復職支援プログラム

休職者のための支援。グループワークなどを通じて、職場復帰の準備ができる。基本的にはうつ病や躁うつ病など心の病気の人が対象だが、発達障害の人にも役立つ

### 環境調整

障害特性への配慮を求め、生活環境の調整をはかる。特性があっても力を発揮できる状況をつくっていく

### 自己理解

支援を受けることで、自分の特性がより深く理解でき、また、特性には十分に対応できることも実感できる

### 支援が受けられない人はどうする？

通院先の医療機関がデイケアを実施していない場合など、リハビリ的な支援を受けることができないときには、各種支援機関を活用しましょう。

　発達障害の人を支援する公的機関がいくつかあります。生活面の相談や、各種トレーニングの情報収集、制度利用に関する問い合わせなどができます。

　支援機関の多くは、各都道府県に設置されています。所在地など詳細を知りたいときには、役所の福祉窓口に聞いてみましょう。

### 支援機関

- 発達障害者支援センター
  ……発達障害への全般的な支援
- 精神保健福祉センター
  ……心の病気への全般的な支援
- 地域障害者職業センター
  ……障害がある人の仕事への支援
- 障害者就業・生活支援センター
  ……障害がある人の仕事・生活への支援

# 障害の軽さと働きやすさは、必ずしも一致しない

障害特性が強くなければ、生活上の困難もあまり出ないのかというと、必ずしもそうではありません。障害が軽くみえる人にも支援は必要です。

## 程度が軽いために理解されにくい

障害特性の現れ方には個人差があります。たとえばＡＳＤの特性に「社会性の乏しさ」がありますが、社会常識をあまり守ろうとしない人もいれば、一定の社会性はもっていて、人との交流を好まないという程度の人もいます。

後者は一見、問題にはならないようにみえますが、必ずしもそうではありません。それなりの社会性があり、社会常識やマナーを守れるため、障害に、周囲の人からも気づかれにくいのです。

本人が交流の苦手さを感じ、苦労していても、まわりは障害を理解してくれないため、なかなか支援を受けられません。

## それぞれに苦しさがある

障害特性の現れ方の程度を「障害の重さ・軽さ」と考えた場合、障害が重い人にも軽い人にも、それぞれの苦しさがあります。

### 障害の程度が軽い人

知的能力が高い人や、障害特性の現れ方が弱い人。社会生活をそれなりに送ることができる。大人になるまで障害に気づかれないことがある。

- 障害があることを見過ごされやすい
- 支援も受けにくい
- 本人は困っていて、孤立していく

### 障害の程度が重い人

知的能力が低い人や、障害特性の現れ方が強く、生活上の困難の程度が重い人。子どもの頃に障害に気づかれることが多い。

- 障害があることを理解されやすい
- 支援も受けやすい
- 支援を受けても難しいことが多い

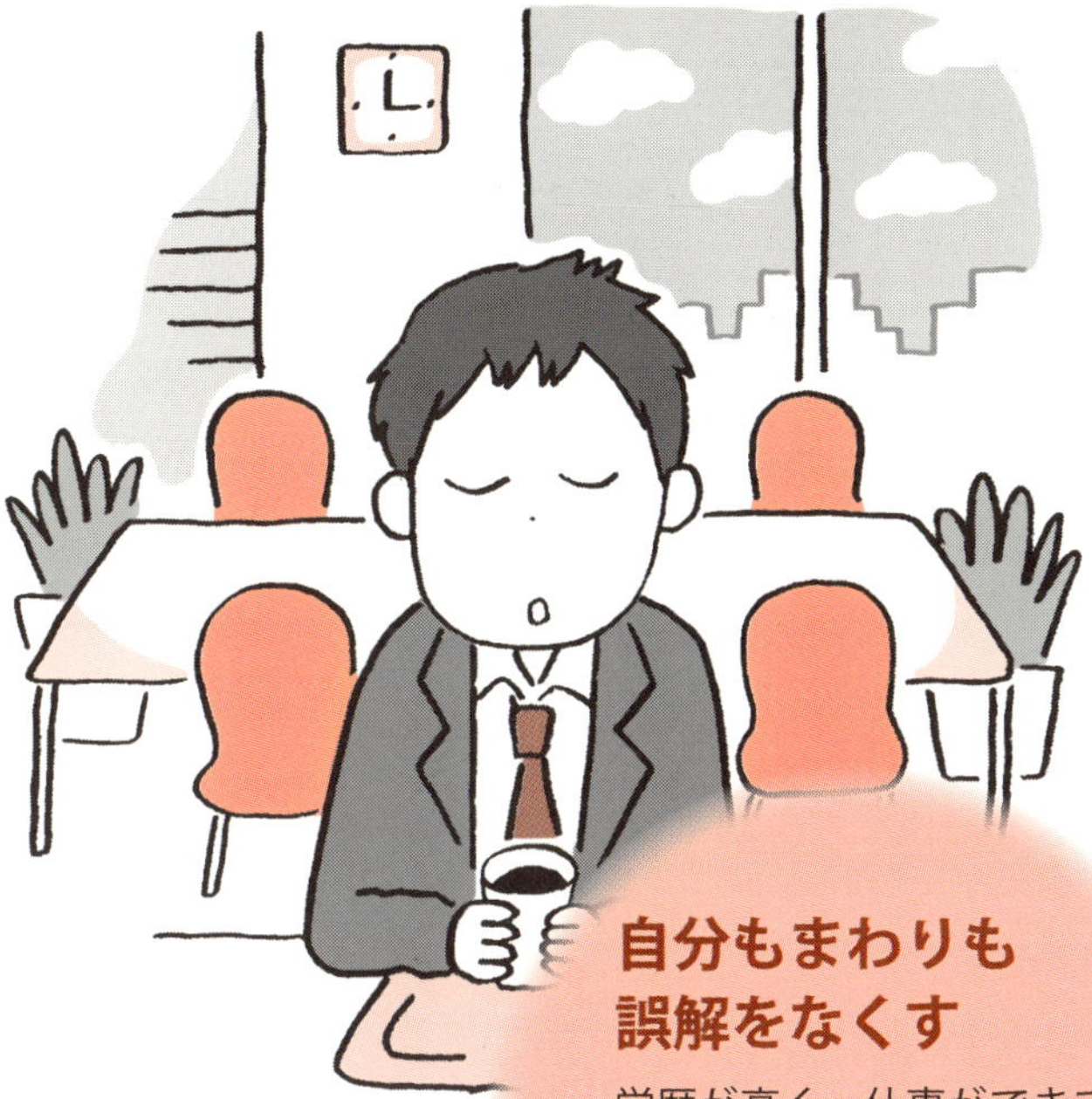

## 自分に合った支援を受ける

障害の程度が軽いからといって、自力で対応するのではなく、支援を受けましょう。障害特性への理解と配慮を、自分から求めるようにします。

長時間、集中しているのが苦手な人は、勤務中にときおり休憩を入れることを許容してもらうとよい。それくらいのささいな配慮でも、効果は大きい

### 自分もまわりも誤解をなくす

学歴が高く、仕事ができていても、苦手な分野で力を発揮するのは難しいということを、本人もまわりも理解する

### 自分から支援を求める

障害特性が弱い人は、自分から求めないと支援を受けられない場合が多い。診断名を伝えるかどうかはともかく、配慮は求めたほうがよい

障害の重い人にも、軽い人にも、それぞれに必要な支援がある

### よくある誤解

人付き合いを嫌がったり、怒りっぽかったりするのは性格。それでは仕事にならないので直してほしい

苦手な作業を担当させると失敗ばかり。注意しても改善しない。嫌なことでは手抜きをしているんだろう

苦手だからといって、仕事をさせないわけにはいかない。ほかの人と同じように対応するしかない

### 正しい理解

性格的に変わったところがあるが、本人に悪気はなく、また、直せるものでもない。ある程度は許容する

極端に苦手な作業があるのは、発達障害特性があるから。ほかの作業で貢献してもらったほうがよい

発達障害があるからといって特別扱いをする必要はないが、配慮できることがあれば、対応していく

4ページでわかる

# 最先端の「復職支援プログラム」

## 発達障害向けの対応も

復職支援プログラムの多くはうつ病や躁うつ病など心の病気の人を対象としていますが、本書監修者のクリニック「メディカルケア虎ノ門」では、プログラムのなかに「SSR（Social Skill Renovation）」という発達障害向けの対応を組みこんでいます。

## 復職への歩み

### 1 自宅療養

休職する人は二次障害を起こすなど、心身の調子を崩していることが多い。プログラムに参加する前に、自宅で療養。体調が回復し、生活リズムが整うまで休む。

### 2 プログラム第１段階 リワーク・スクール

メディカルケア虎ノ門では復職支援プログラムを大きく２つに分けている。第１段階は「リワーク・スクール」。病気の基礎を学び、自分の状態を理解する。発達障害の人だけでなく、うつ病や躁うつ病などの人も参加している。

（50〜53ページ参照）

### リワーク第１段階のスケジュール

最初は週に２日、火曜と木曜だけ参加する。一定期間がすぎたら月曜・水曜・金曜の週３日に増やす。「オフィスワーク」ではうつ病の本を読んだり、自己分析をおこなったりする。夕方はまだ週に１日だけ。

| | 月 | 火 | 水 | 木 | 金 |
|---|---|---|---|---|---|
| 午前 | 卓球 | 頭と身体のストレッチ | オフィスワーク | 卓球 | オフィスワーク |
| 午後 | オフィスワーク／生活習慣講座 | オフィスワーク | セルフケア | 利用ガイダンス | オフィスワーク |
| 夕方 | | | スキルアップタイム | | |

## 4 職場復帰

準備が整ったら、復帰への段取りをつける。発達障害の人の場合、主治医やSSRのスタッフと相談して、診断名を勤務先に伝えるかどうかを考える。その結果をふまえて、本人が勤務先に連絡。担当者と打ち合わせをする。

SSRは復職支援プログラムの一部。ある程度、段階が進んでから参加する

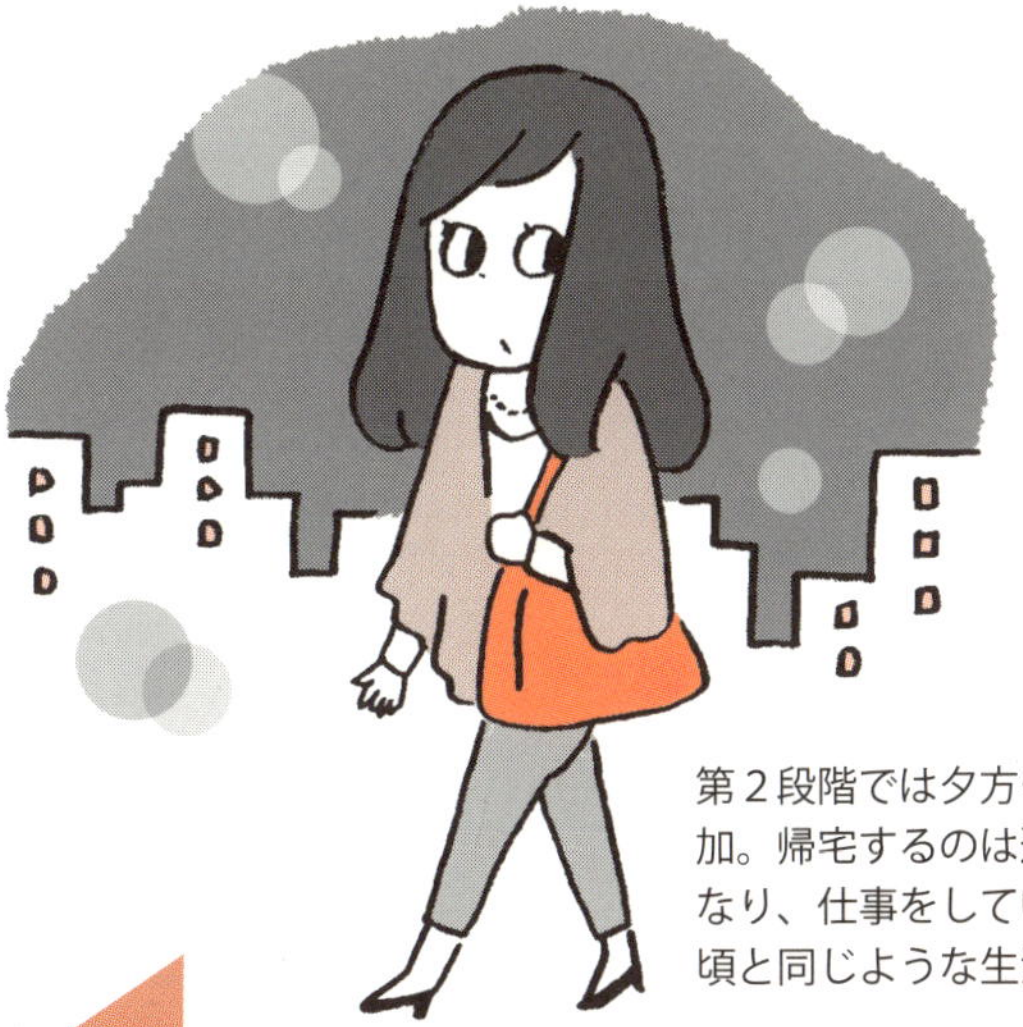

第２段階では夕方も参加。帰宅するのは遅くなり、仕事をしていた頃と同じような生活に

## 3 プログラム第２段階 リワーク・カレッジとSSR

病気と向き合うことができるようになったら、第２段階の「リワーク・カレッジ」へ。大学に上がるようなイメージで、学ぶことが具体的・実践的になる。病気やストレスへの対策を身につけ、復職に向けて準備する。発達障害の人は同時に「SSR」にも参加して、障害特性への対応を身につける。
（54～59、66～75ページ参照）

### リワーク第２段階のスケジュール

週に５日、共同作業や会議などのオフィスワーク、メンバー主体の活動などにとりくむ。発達障害の人は火曜の午前、木曜の午前・午後にSSRへ。全員、月曜から木曜まで、夕方も参加する。

| | 月 | 火 | 水 | 木 | 金 |
|---|---|---|---|---|---|
| 午前 | オフィスワーク | SSR（グループワーク） | オフィスワーク | SSR（セルフワーク） | オフィスワーク |
| 午後 | オフィスワーク | セルフケア | オフィスワーク | SSR（コミュニケーション／文献講読） | セルフケア |
| 夕方 | スキルアップタイム | スキルアップタイムPLUS | スキルアップタイム | 認知行動療法 | |

※火曜日夕方のプログラムはスキルアップタイムPLUSとして、ロールプレイなどにとりくむ

4ページでわかる

# 最先端の「復職支援プログラム」

## グループをつくって課題にとりくむ

SSRでは、15～20人ほどのグループをつくって活動しています。会議室のような部屋に集まり、数人のスタッフが見守るなかで、課題にとりくみます。主な目的は発達障害特性を理解し、対応を身につけることです。

### SSRの形式

**人数**

発達障害の人が15～20人ほど集まる。全員、休職中の人。その大半は、うつ病などの二次障害によって休職している

**所要時間**

1回あたり120分。グループディスカッションに多くの時間を使い、参加者どうしが学び合えるようになっている

**期間**

参加から卒業まで3ヵ月前後の場合が多い。初歩的なコミュニケーションから学びはじめ、徐々にレベルを上げていく

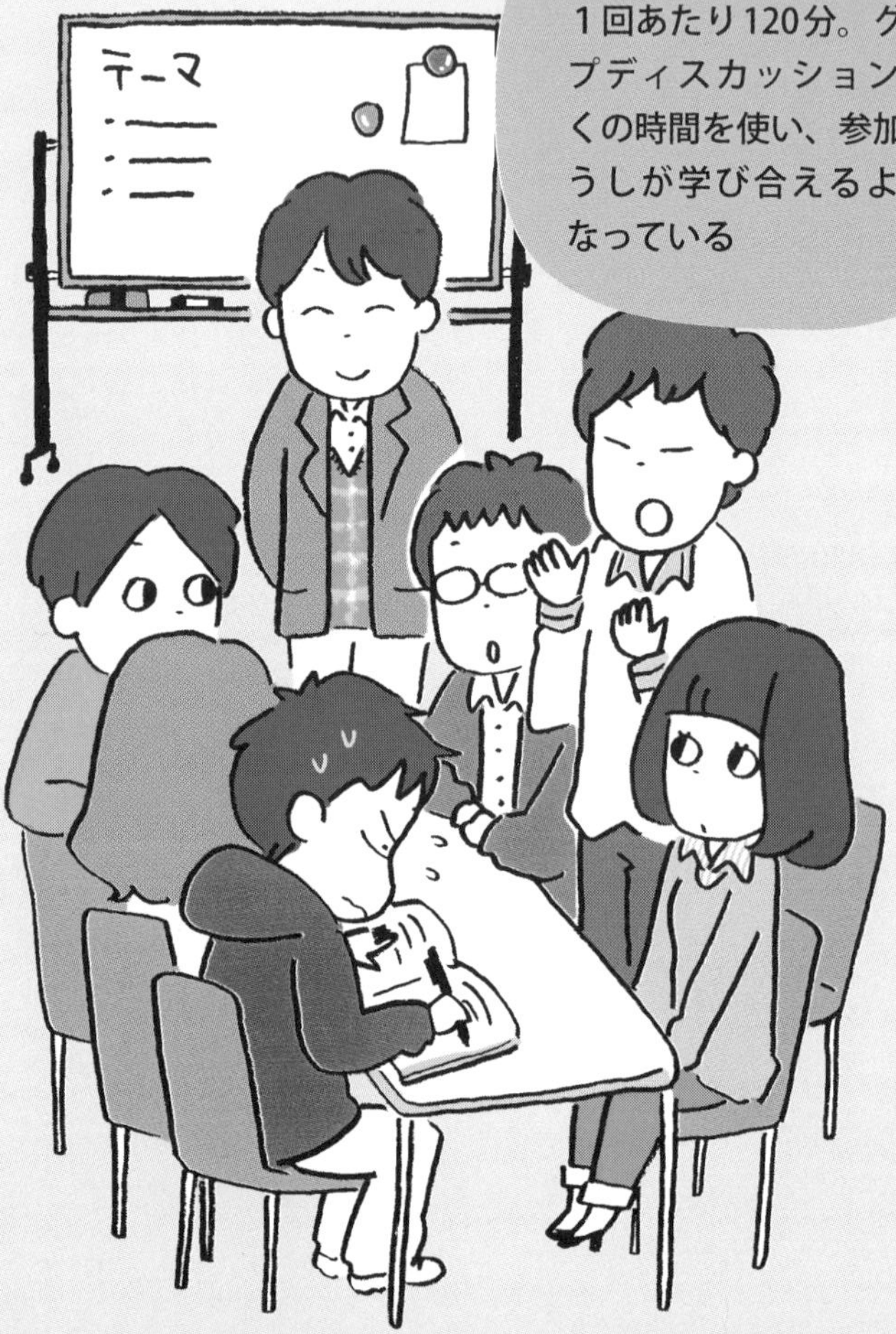


ディスカッションをしやすいように、数人の小グループに分けることが多い。活動するうちに、仕切りたがる、意見を言えない、話をうまく聞けない、記録をとれないなど、参加者それぞれの課題がみえてくる

## ＳＳＲは復職支援プログラムの一部

メディカルケア虎ノ門では以前から、うつ病などの心の病気にかかって休職した人への復職支援プログラムを実施していました。リワーク・プログラムといいます。

そのプログラムの一部を発達障害向けにアレンジしたものが、本書で紹介しているＳＳＲです。

## 発達障害対応に特化したテーマにとりくむ

ＳＳＲは、復職と就労継続をめざすという点ではリワーク・プログラムと同様ですが、それに加えて、発達障害特性への対応を充実させています。

テーマとして、発達障害の人が職場で直面しやすいトラブルをとりあげます。参加者が自分の事例を提供することもあります。そのテーマについて対策を考え、身につけていきます。

### SSRの活動例

**グループワーク**
（54ページ参照）

**コミュニケーション**
（56ページ参照）

**文献講読**
（58ページ参照）

**セルフワーク**

自習の時間。グループワークなど、ほかの時間に学んだことを復習したり、次回に向けて予習をしたりする。また、文献講読のため、課題図書を読みこむ時間としても使う。スタッフに質問するのもよい。

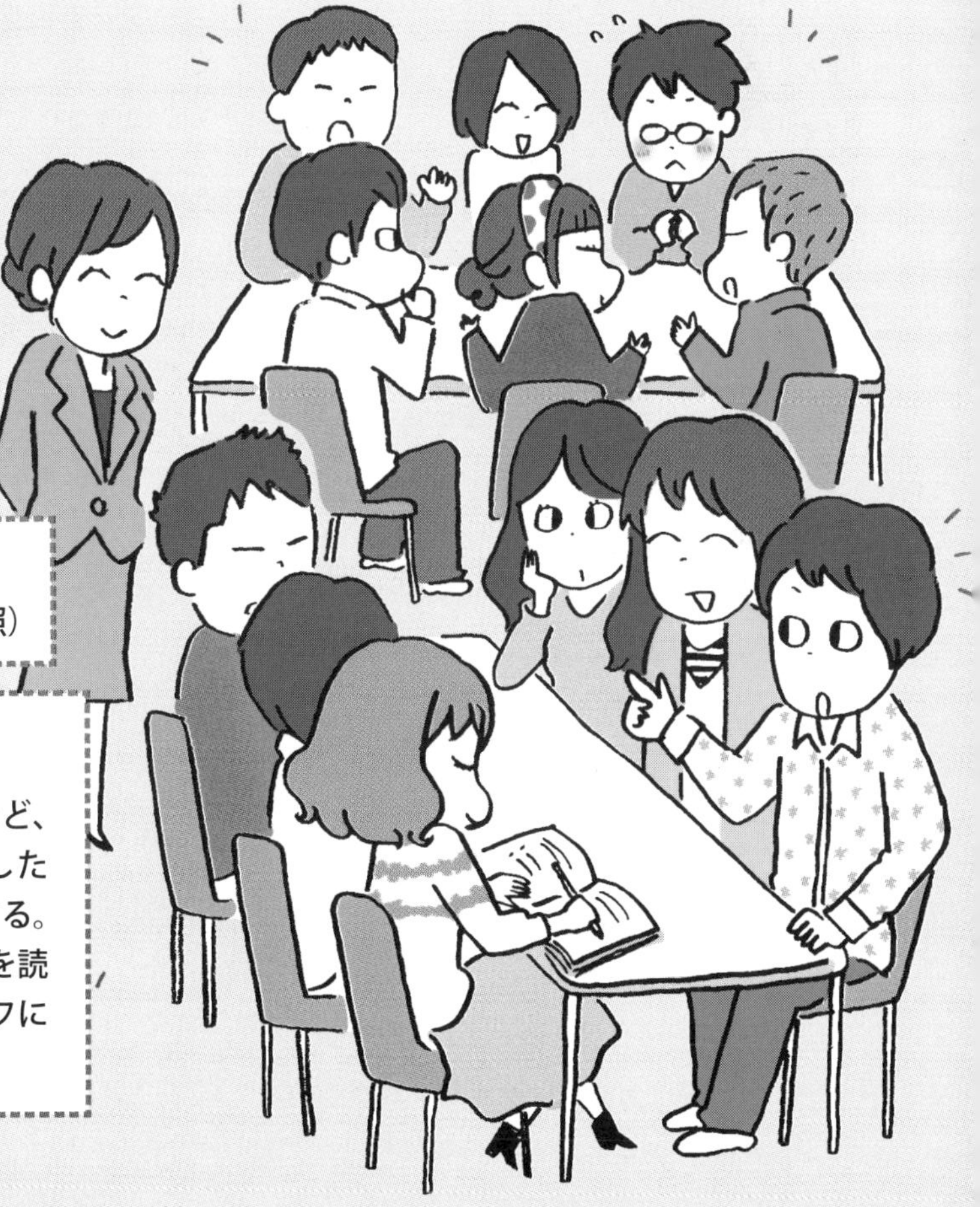

活動①

# 基本プログラム

## オフィスワークや運動、セルフケアがプログラム全体のベースになる

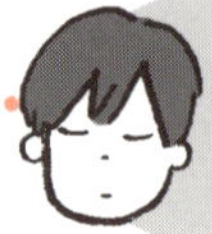

### ケース例

**会社に「休職させられた」と不満を感じていた**

二次障害のうつ病で休職した男性です。当初、本人は勤務先のサポートが足りなかったせいで病気になったと感じ、不満でした。

しかし主治医のすすめでリワーク・プログラムに参加し、オフィスワークなどにとりくむうちに、生活習慣が安定し、ほかの参加者と交流でき、冷静に考えられるようになりました。

自分の問題点を認識し、働き方の見直しをはじめました。

**●ポイント●**

基本プログラムの段階では、まだ具体的なトラブルの対策にはとりくまない。まずは毎日活動することに慣れ、プログラムに参加するための基礎的な力をつける。

### どんな内容？

**復職のための基本的なとりくみ**

復職支援プログラムは、仕事に近い作業をおこなうオフィスワークや軽い運動、病気についての学習などをベースとして進めていきます。作業の質以上に、集団のなかで時刻やルールを守ることなどが重視されます。

### 活動のねらい

**生活習慣や対人関係スキルの回復**

基本プログラムへの参加を通じて、再び働くためのペースを基礎からつくっていきます。集団での運動などで対人関係スキルを回復させ、朝から各種活動にとりくむことで、生活リズムを整え、毎日一定の作業に従事する習慣をつけていきます。

活動の流れ

## 一定の活動に参加し、働く力をとり戻していく

オフィスワークや運動など、医療機関が設定している一定の活動に参加します。決められた時間、内容、ルールなどを守ることで、働く力を基礎から回復させていきます。ここではまだ発達障害への対応はあまりおこないません。

### 運動・ストレッチ

卓球やダンス、ストレッチなどの軽い運動。ただ体を動かすだけでなく、ほかの参加者と協力することが重要。道具の準備や、採点などを参加者どうしでおこなう

### オフィスワーク

仕事に近い作業。初期は本を読んで病気のことを学び、パソコンで書面にまとめるなど、簡単なことにとりくむ

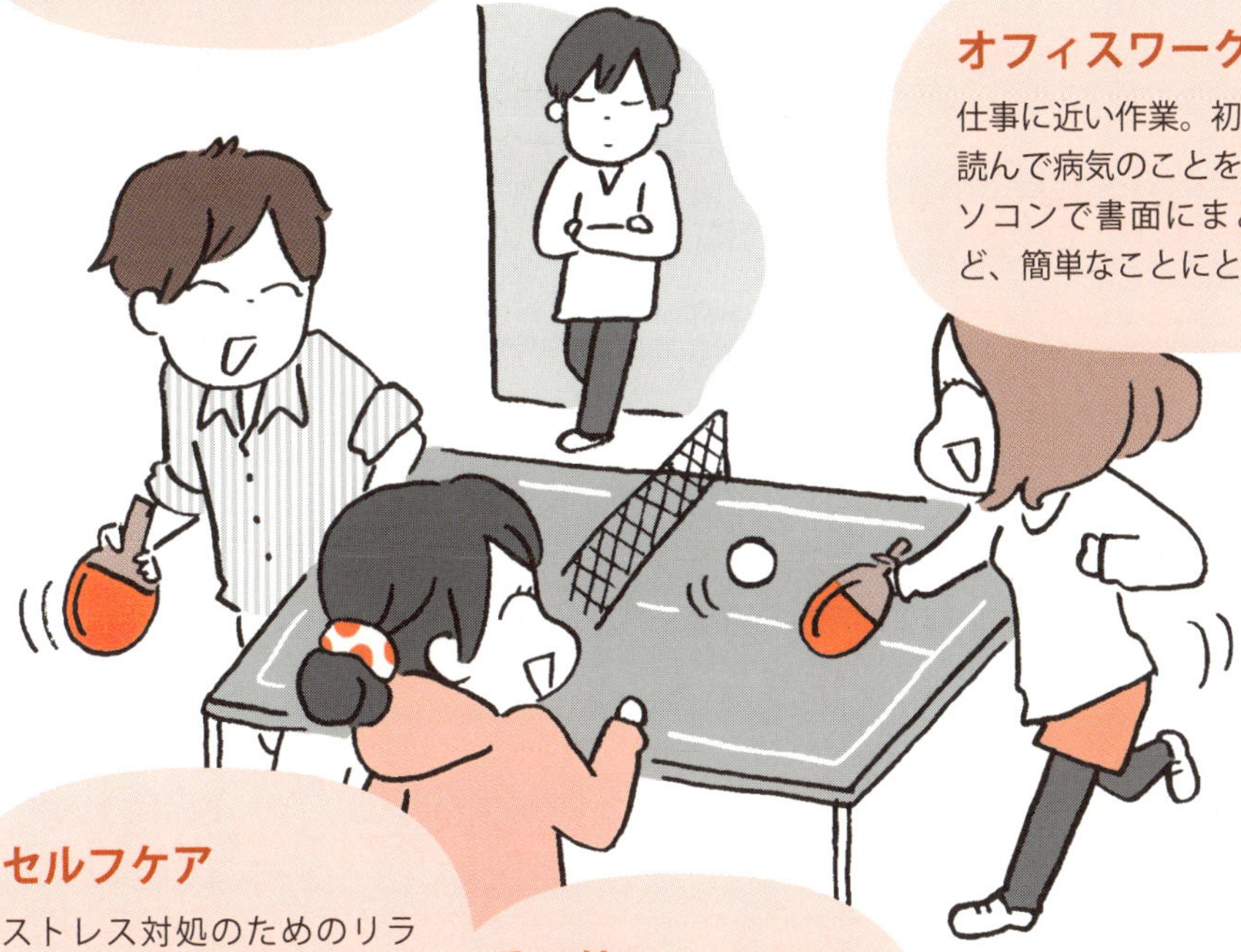

### セルフケア

ストレス対処のためのリラクセーション法などを身につける。また、ストレスがかかったときに自分で気づけるようにする

### その他

病気についての講義を聞いたり、コミュニケーションの練習をするなど、ほかにもさまざまな活動がおこなわれる

卓球をするときには、試合に出る人と審判を決めるために、参加者どうしで話し合う。そのやりとりが、対人関係スキルを見直すきっかけになる

※本書で紹介している活動は基本的にメディカルケア虎ノ門のもの。他機関でも同様の活動を実施していますが、詳細は異なります。

活動②

# 自己分析

休職の原因や背景を考え、
文章化していく

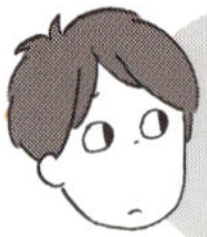

## ケース例

### 適応障害だと思いこんでいた

職場の人間関係に悩み、うつ病にかかって休職した男性のケースです。本人は、職場との相性が悪いせいで適応障害という状態になったと思いこんでいました。

リワーク・プログラムに参加して自己分析を進めるなかで、当初はみえていなかった職場でのトラブルが明らかになっていきました。

そこで主治医から発達障害の可能性を指摘され、検査を受けてみると、確かに発達障害でした。

●ポイント●

自己分析を丁寧におこなうことで、診断が変わることがある。とくに発達障害の場合は、そのパターンがよくみられる。

## どんな内容？

### 過去を振り返り、書き出していく

プログラム第１段階の後半でとりくむ課題です。どうして休職してしまったのか、その要因を考え、文章として書き出します。自分の状態を分析するのです。主治医や医療スタッフと相談しながら１～３ヵ月間、時間をかけてとりくみます。

## 活動のねらい

### 自分と向き合うこと

休職にいたった経緯を振り返ることで、環境面以外の要因がみえてきます。どんな出来事が休職に関わっていたか、自分にはどんな傾向や課題があるか、より深く理解できるのです。

活動の流れ

## 休職の要因を自分の力で探し出す

オフィスワークの時間や、自宅での空き時間に、過去の経緯を振り返ります。そして「休職にいたった要因」をテーマに、作文を書きます。１回で詳細を思い出すことは難しいので、何日にもわたって、とりくんでいきます。

### 自己分析して文章を書く

どんなことからでもよいので、気づいたことを文章にしていく。時系列や重要度はあとで整理すればよい

↓

### 主治医にみせて相談する

ある程度、文章がまとまってきたら、受診時やデイケア参加時に、主治医や医療スタッフにみせ、相談する

本人が書きたいように書いただけでは、自己分析にならない。主治医の意見を聞きながら書き直し、自己理解を深めていく

↓↑

### 結果をふまえて書き直す

相談の結果をふまえて、不足している部分を補ったり、内容を書き直したりする。それを何度もくり返す

↓

### 自己理解が深まる

何度か書き直すうちに文章がまとまってくる。その過程で自分に対する理解が深まっている

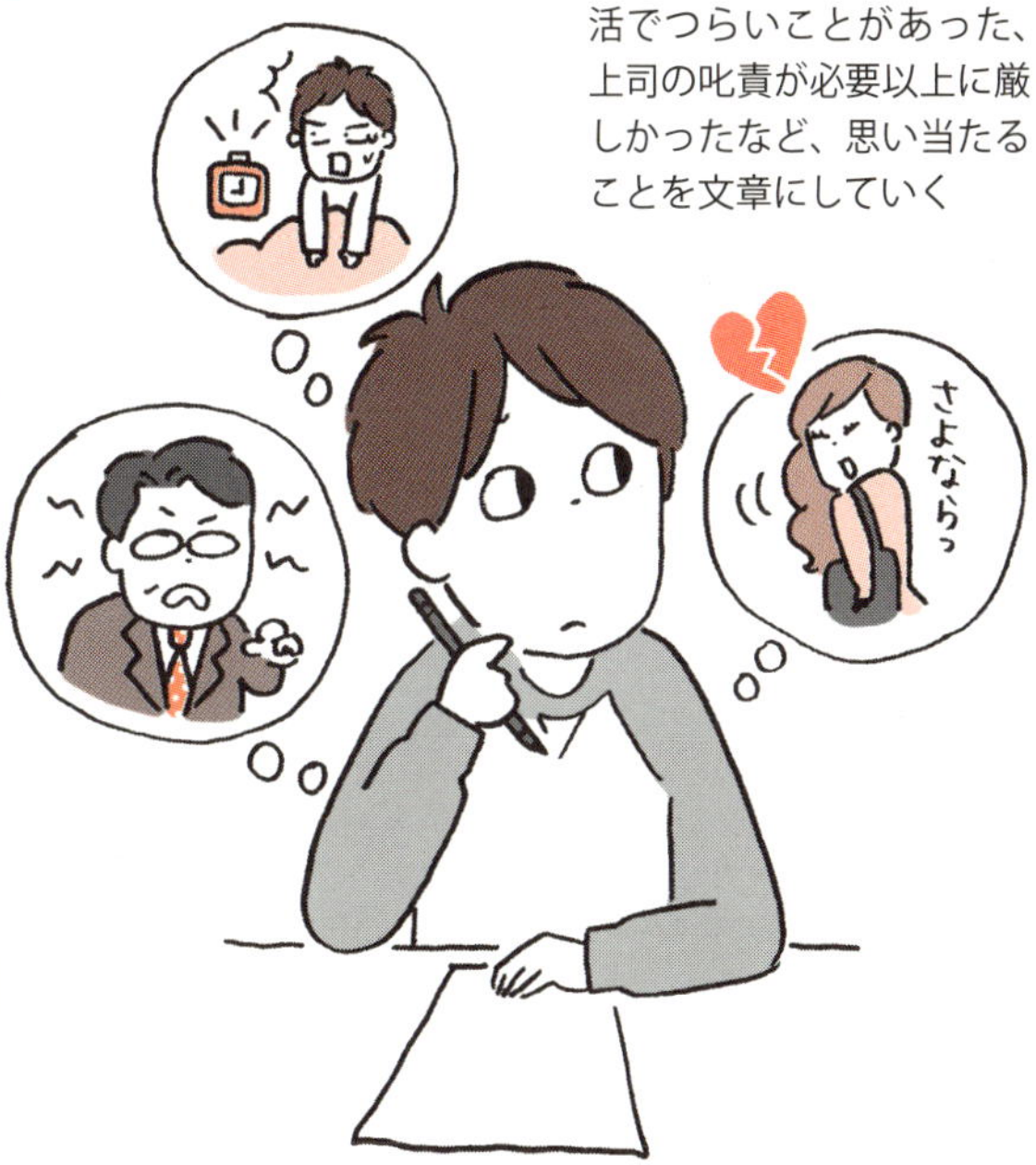


遅刻が直せなかった、私生活でつらいことがあった、上司の叱責が必要以上に厳しかったなど、思い当たることを文章にしていく

活動③

# グループワーク

集団活動を通じて、
発達障害を理解する

## ケース例

### 上司の指示を理解するのが苦手

上司の指示通りに作業ができず、悩んでいた男性のケースです。

上司は言葉が少ないタイプで、短い指示から意図を読みとらなければいけません。しかし男性はそれが苦手で困っていました。

グループワークで、人の指示を聞き、質問しながら指示通りの絵を描くという活動にとりくみました。指示が曖昧なときにはすぐに質問するという習慣ができ、問題はやや軽減しました。

「なるべく早くやって」などと曖昧に指示され、期日を確認せず、引き受けていた

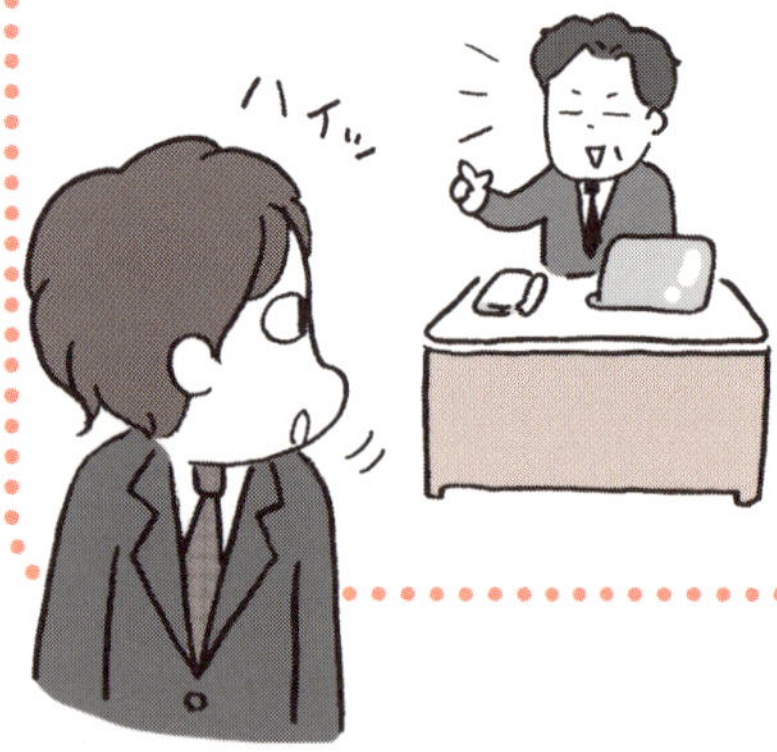


## どんな内容？

### グループでひとつの課題にとりくむ

名前のとおり、集団活動のことです。活動の内容も重要ですが、それ以上に、集団でほかの参加者とやりとりをすること自体が大切です。対話やゲームなどに、他者と協調しながらとりくみます。

## 活動のねらい

### 自己理解を深めるきっかけに

SSRでは、発達障害関連のテーマで討論やゲームをおこない、障害特性への理解を深めます。その際、ほかの参加者の様子をみることで、わが身をかえりみるきっかけができ、自己理解のたすけとなります。

活動の流れ

## ３つの形式で、自分の行動や心理を知る

　グループワークにはさまざまな形式がありますが、ここではSSRの３つの形式を紹介します。対話やゲームによって、自分の特性やそれに基づく行動、そして心理を理解していくのです。

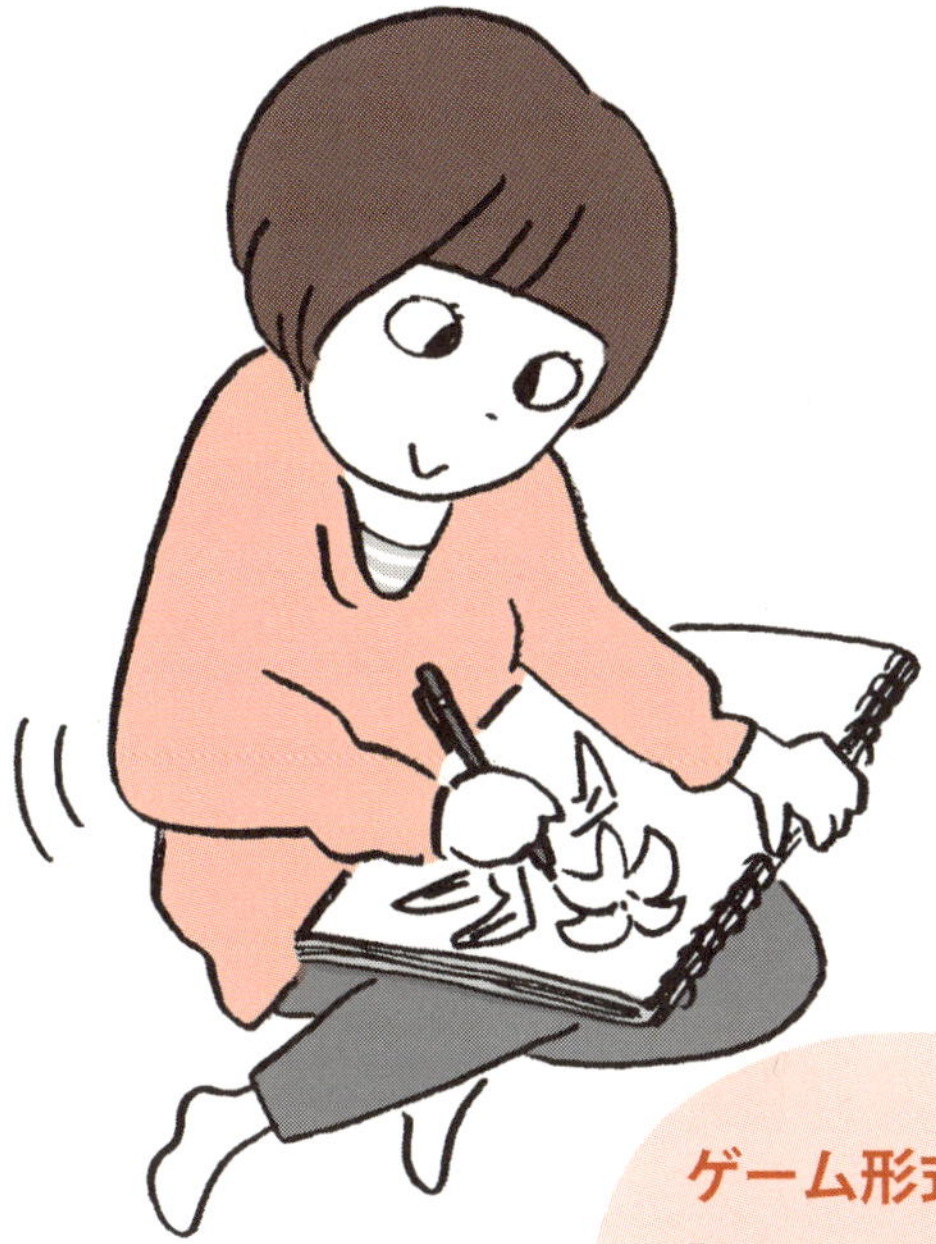

スタッフやほかの参加者の話を聞き、そのとおりに絵を描くゲーム。人の話の聞き方にどのような問題があるかがわかる

### ディスカッション

テーマを決めて、ほかの参加者と議論をする。自分のコミュニケーションのくせや問題点がみえてくる。ほかの参加者やスタッフが指摘してくれる

### ゲーム形式

「指示のとおりに絵を描く」「図形を口頭で説明し、相手に伝える」など、一定のルールにしたがってゲーム形式で活動する

### 講義を聞く

医師や医療スタッフが発達障害について説明する。メモをとり、内容を整理して、自己理解のヒントにする

↓

### 理解する

対話やゲームを通じて、自分の行動特徴への理解が深まる。講義で学んだ発達障害特性の基本形と、自分の特徴を比べてみる

### 仕事に直結することではない

　SSRのグループワークでは、集団で活動すること自体に重きを置いています。仕事の練習のようなことはおこないません。練習は「コミュニケーション」（56ページ参照）というプログラムのなかでおこないます。

※54～59ページではメディカルケア虎ノ門の「SSR」を紹介しています。他機関のグループ活動でもコミュニケーションのとり方を見直したり、それを通じて自己理解を深めたりすることができます。

活動④

# コミュニケーション

## 仕事上の問題を「ロールプレイ」で再現し、対策を練る

ケース例

### クレーム対応の難しさを相談した

接客業の女性です。一般客からささいなことで抗議を受けた経験があります。本人には落ち度がなかったため、反論してしまいましたが、それが客をますます怒らせ、職場で問題になりました。

たとえ客側にミスがあったとしても、クレームに反論して話をこじらせるのはよくありません。

ではどうすればよかったのか。女性はその事例をプログラムのテーマとしてとりあげ、ほかの参加者に対策を相談しました。

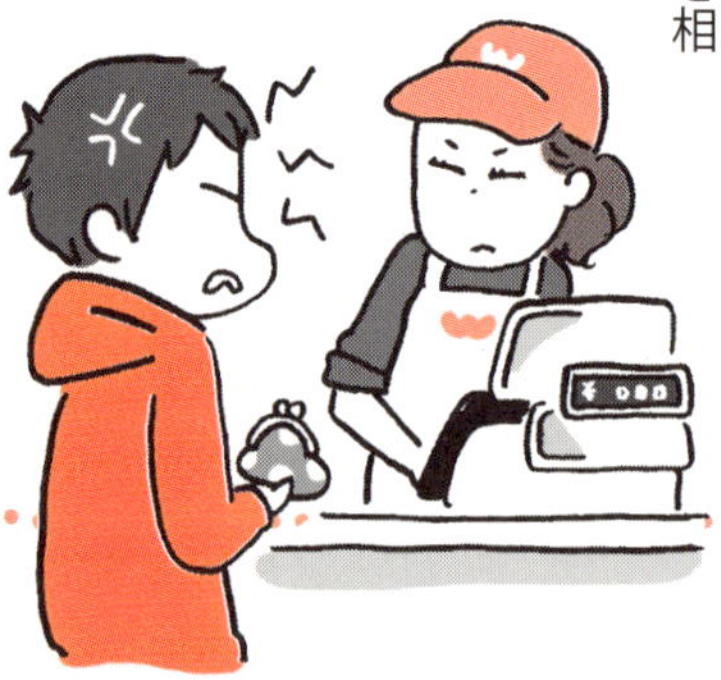

クレームを言われると怒りを感じるが、それをどう処理すればよいのか

どんな内容？

### 実際のトラブルをトレーニングに使用

グループワークと同様に集団活動をしますが、より実践的なテーマをとりあげます。職場で実際に起こったトラブルを事例として、その対策を考え、練習するのです。いわばグループワークの上級版です。

活動のねらい

### 相手の立場で考えてみること

職場でトラブルになった経緯を理解し、改善点を検討して対策を身につけるまでが、この活動のねらいです。ロールプレイを通じて、トラブルに関わった相手の立場や気持ちを考えてみると、対策がみえてきます。

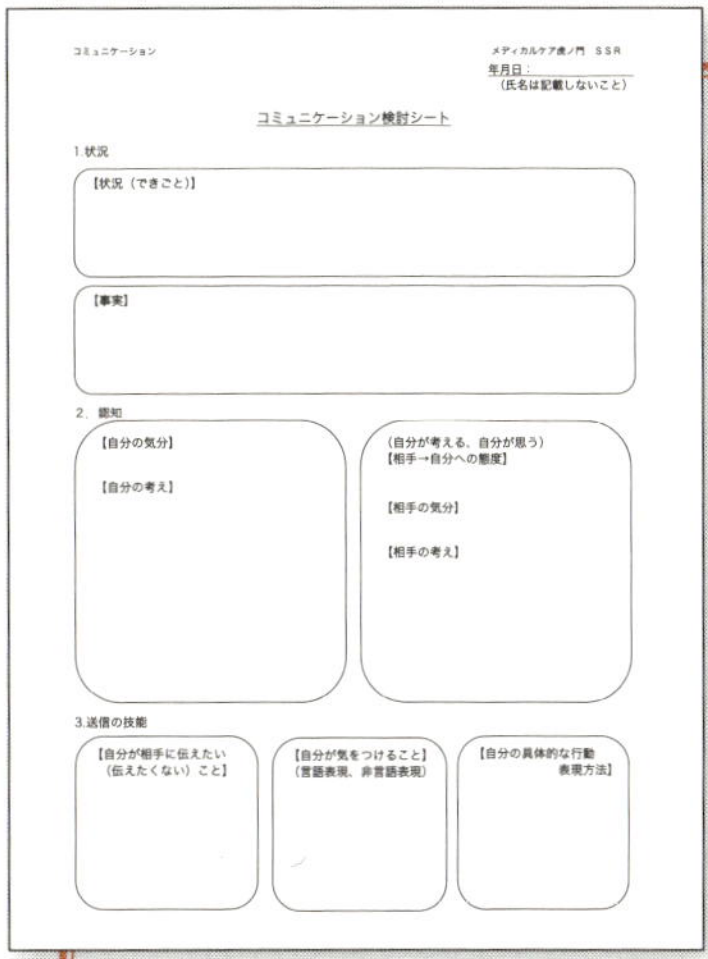
コミュニケーション
メディカルケア虎ノ門　SSR
年月日：
（氏名は記載しないこと）

コミュニケーション検討シート

1.状況

【状況（できごと）】

【事実】

2．認知

【自分の気分】

【自分の考え】

（自分が考える、自分が思う）
【相手→自分への態度】

【相手の気分】

【相手の考え】

3.送信の技能

【自分が相手に伝えたい（伝えたくない）こと】

【自分が気をつけること】（言語表現、非言語表現）

【自分の具体的な行動表現方法】

メディカルケア虎ノ門の
事例提供用シート

活動の流れ

## ２つの立場を演じてみて、感想を話し合う

　ロールプレイとは、なんらかの役割（ロール）を演じること。上司や部下などの役柄になることで、その人の立場や気持ちを想像できます。その結果をほかの参加者と話し合い、意見をまとめます。

### 事例シートを用意する

実際にあったトラブル、それに対する自分の気持ち、相手の気持ちなどを、事例提供用のシートに書きこんでおく。プログラム当日までに完成させる

### 担当者が発表する

シートを用意した人が担当者となって、自分の書いた事例を発表する。その時点での相手の気持ちの分析結果も話す

### チームを分ける

事例に登場した主な人物でチームをつくる。上司チーム、部下チームなどに分かれて、スタート

### チームごとに話し合う

２チームそれぞれが事例について話し合い、どのような対策がとれるか、意見を出し、まとめておく

### ロールプレイ

まとめた意見にそって、ロールプレイをおこなう。上司役と部下役がトラブルを演じ、その対策として考えたことも演じる

### 結果をまとめる

２チームそれぞれ、実際に演じてみて感じたこと、考えたことをまとめる

### ロールチェンジ

１回目のロールプレイが終わったら、役割を替える。上司チームだった人たちが、今度は部下チームとして議論やロールプレイにとりくむ

活動⑤

# 文献講読

本を読み、
障害特性や自分の特徴を理解する

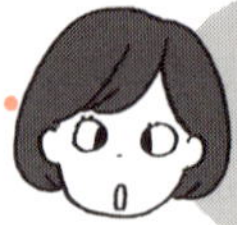

ケース例

## メモをとっても用事を覚えられない

企画立案の仕事をしている女性です。発想力があり、新企画を考えるのが得意ですが、こまかいことを覚えておくのが苦手です。

重要なことはメモをとるようにするのですが、それでも日付や金額、人の名前などを間違えたり、忘れたりします。

うつ病による休職のあと、発達障害がわかり、文献講読を通じて、自分には「不注意の特性」があることを理解していきました。

●ポイント●

文献を読むことで、それまで自分の努力不足だと考えていたことが発達障害の特性だとわかると、ホッとする人もいる。

どんな内容？

### 参考図書を読み、語り合う

グループで同じ本を読み、その感想を語り合います。ひとりで読むときとは違い、人の意見を聞くことで、より幅広い視点がもてます。特性の個人差や、障害観の違いもみえてきます。

活動のねらい

### 障害や特性の知識を得る

ねらいは、発達障害を正しく、深く理解することです。脳機能の障害のこと、診断名、特性の種類、薬物療法、必要となる支援などを、適切な資料を使って学びます。診察やリハビリで聞いたことの復習でもあります。

活動の流れ

## 参加者全員で同じ本を読んでおき、話し合う

発達障害や心理学など、リハビリの参考になりそうなテーマの本を読みます。参考図書を決め、参加者全員が文献講読の日までにその本を読みこんでおきます。当日は感想を語り合います。終了時に、次回の本が指定されます。

### スタッフが本を選ぶ

情報の正確性が必要なので、医療スタッフが選ぶことが多い。参加者の意見や希望を聞くこともある

### 課題とするページを指定

１冊分を課題にすることもあるが、分量が多いときにはページを指定する。参加者に過度の負担をかけない

スタッフは冊子や入門書、文庫など読みやすいものから、論文のような難解なものまで、参加者に合わせて資料を選んでいる

### 全員が事前に読みこむ

参加者全員が文献講読の日までに本を読み、感想をメモする。自宅で読んだり、プログラムの自習時間を使ったりする

### 当日は感想を話し合う

当日は、参加者どうしで感想を話し合う。本の記述のなかで、当てはまる部分は人によって違うことなどがわかる

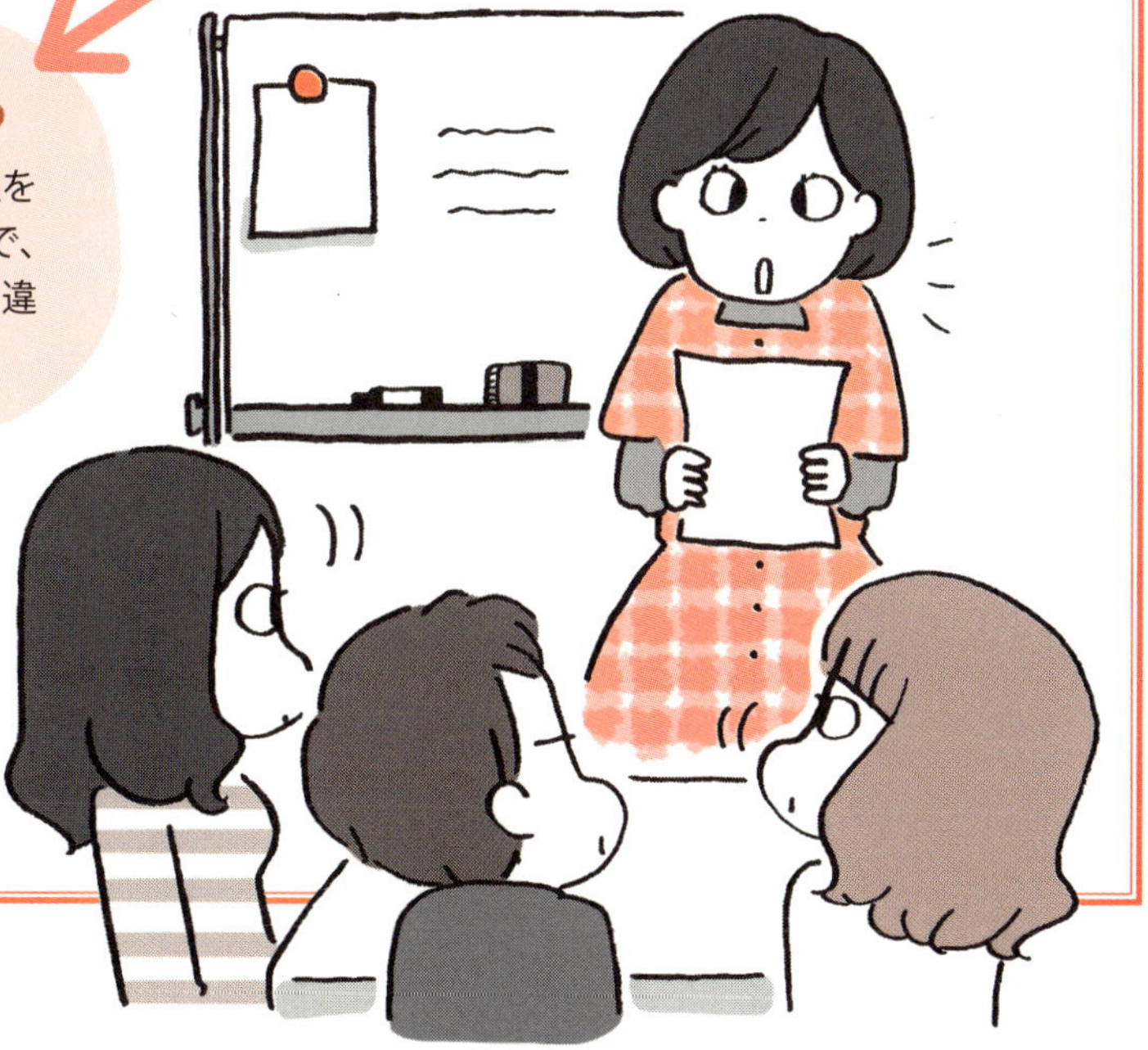

感想や意見が出にくい場合には、発表者を決めておいてもよい

# 集団プログラムとは別に、個別の支援も受ける

発達障害の人は、特性がそれぞれに違うため、悩みも個々に異なります。個別に悩みを相談する機会も必要です。

## 個人的なことはあとで相談

　復職支援プログラムは基本的にグループでおこなうもの。その場では個人的な相談はあまりできません。個人的なことは、医師やスタッフとの個別面談で相談しましょう。

**集団**

**復職支援プログラム**

グループでひとつの活動にとりくむ。目的は自分の状態やコミュニケーションなどについて、総合的に学ぶこと

**医学的なこと**

**個人**

**診察時に相談**

障害や特性、治療など医学的なことでわからない点は、次回の診察時に医師に聞く。相談をきっかけに別の病気の併存に気づくこともある

**生活面のこと**

**個人**

**スタッフと個別面談**

プログラムのあとにスタッフが個別面談の時間をつくっている場合がある。内容は支援の受け方や環境調整の仕方など、生活面の話題が中心となる

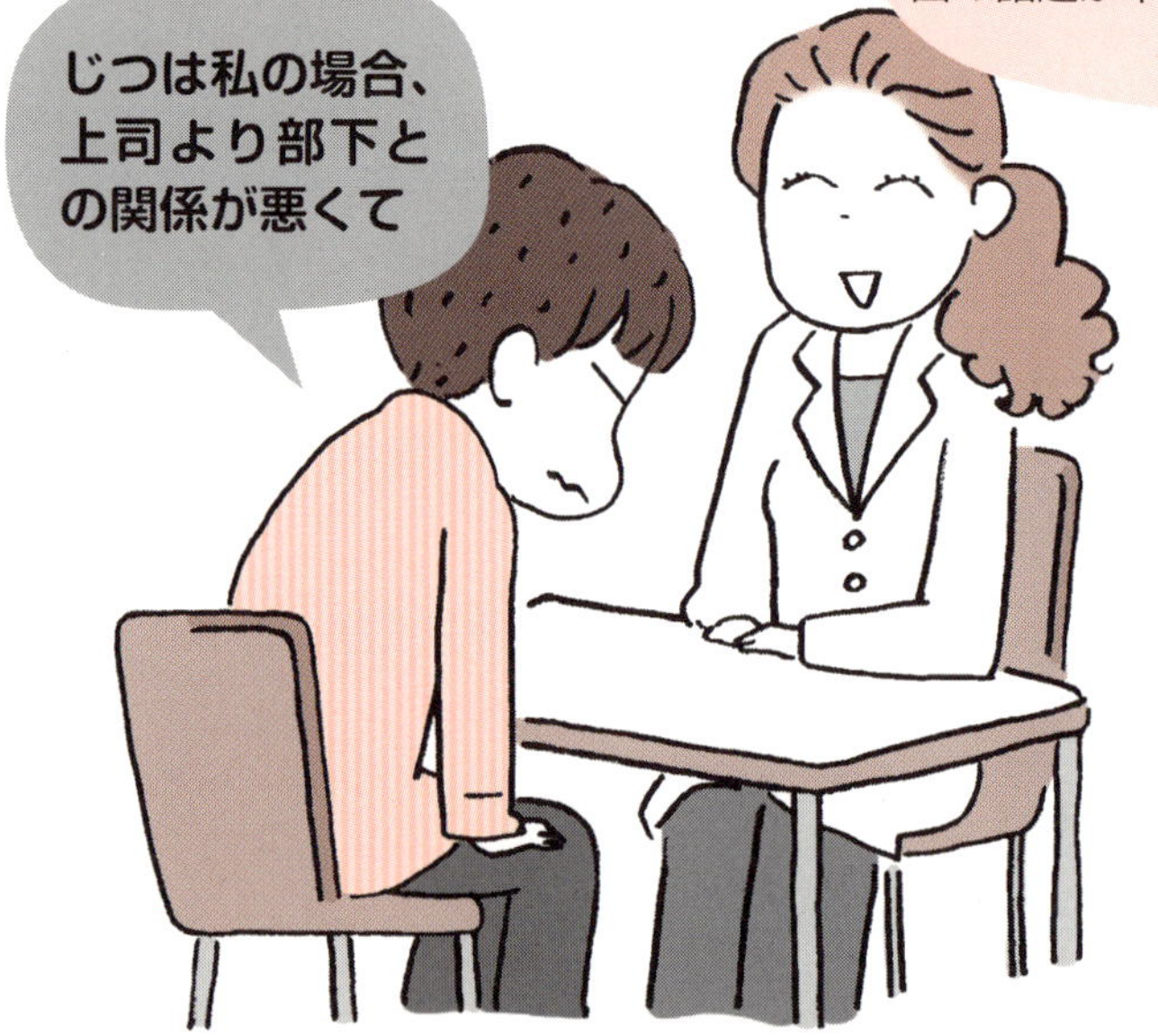
じつは私の場合、上司より部下との関係が悪くて

本人が希望するときもあれば、スタッフが様子を気にして本人に面談をもちかけることもある

## 個人・集団それぞれに向くテーマ

個別面談と集団プログラムは、どちらも必要なものです。それぞれに向いているテーマがあります。

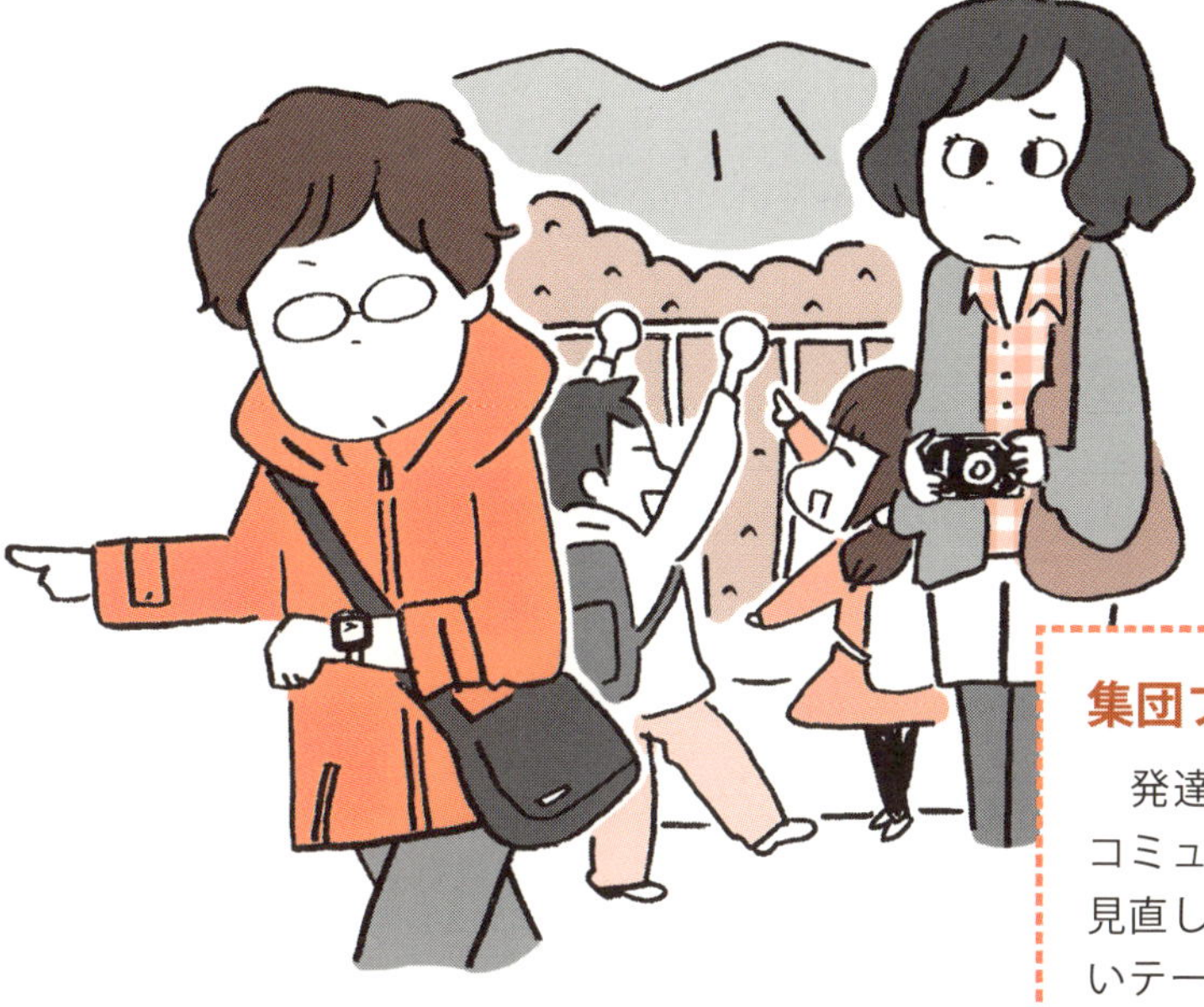

「自分は予定を守りたいが、妻は臨機応変に行動するので、ペースが合わないことがある」など、家庭での悩みは個別面談に向いている

### 個別面談向き

職場での個人的なトラブル、家族関係、視覚や聴覚といった感覚面の特性など、個々の違いが大きいテーマには、個別面談でじっくりととりくんだほうがよい。

### 集団プログラム向き

発達障害や特性全般の理解、コミュニケーションや働き方の見直しなど、共通理解がしやすいテーマは、集団プログラムであつかうほうが向いている。

## 発達障害の人の悩みは多様

発達障害の特性は、人によって異なります。中核的な部分は一致しているのですが、細部では大きな個人差があります。

たとえばＡＤＨＤの人には不注意が基本的にはみられますが、その程度は人それぞれに違います。また、感覚面の特性は、まったくない人もいれば、聴覚過敏で仕事に集中しにくい人もいます。

発達障害は本来、個別支援を必要とする障害なのです。

## 集団プログラムだけではフォローしきれない

復職支援プログラムでは、グループでひとつのテーマにとりくみます。参加者個々の事例をとりあげることもありますが、全員分の事例を検討し、対応策を探す時間はありません。そこで、個別面談を受けるのです。

Q&A コラム

# 発達障害の人はグループが苦手なのでは？

## Q グループ活動ではストレスがたまるのでは？

**A**

発達障害の人、とくにＡＳＤの人はコミュニケーションや集団活動が苦手です。復職支援プログラムに参加していて、ストレスを感じることもあるかもしれません。

ただ、プログラムの参加者は同じように苦しみ、復職をめざしています。障害への理解があるグループなので、そこでは発言しやすく、共感されやすいという特徴があります。

ストレスばかりではなく、気持ちが楽になる瞬間があります。参加をつづけるうちに、むしろリラックスできる場になっていくこともあります。

**グループに参加するメリット**

- 障害への理解や配慮があるので発言しやすい。気が楽になる。理解者を得られる
- ほかの人をみることで、障害や特性がどのようなものか、あらためて理解できる
- コミュニケーションなどを、グループで練習できる

## Q 集団が苦手で、参加したくない人は？

**A**

前述のように、復職支援プログラムのグループは、必ずしもストレスになる場とはかぎりません。まずは参加してみてください。それでストレスを感じれば、参加をやめることもできます。

どうしても集団が苦手な人は、医師や医療スタッフとの個別面談で発達障害に対応していきます。

グループで学べることが大きいのは確かですが、それでなければ発達障害に対応できないというわけではありません。個別面談で問題を解消していきましょう。

4

# 働き方を見直し、自分なりのアレンジをする

復職支援プログラムの参加者は、
発達障害の特性を理解したうえで、
それに合わせて働き方の見直しをはかります。
その手法を紹介しますので、
プログラムへの参加が難しい人も
参考にしてみてください。

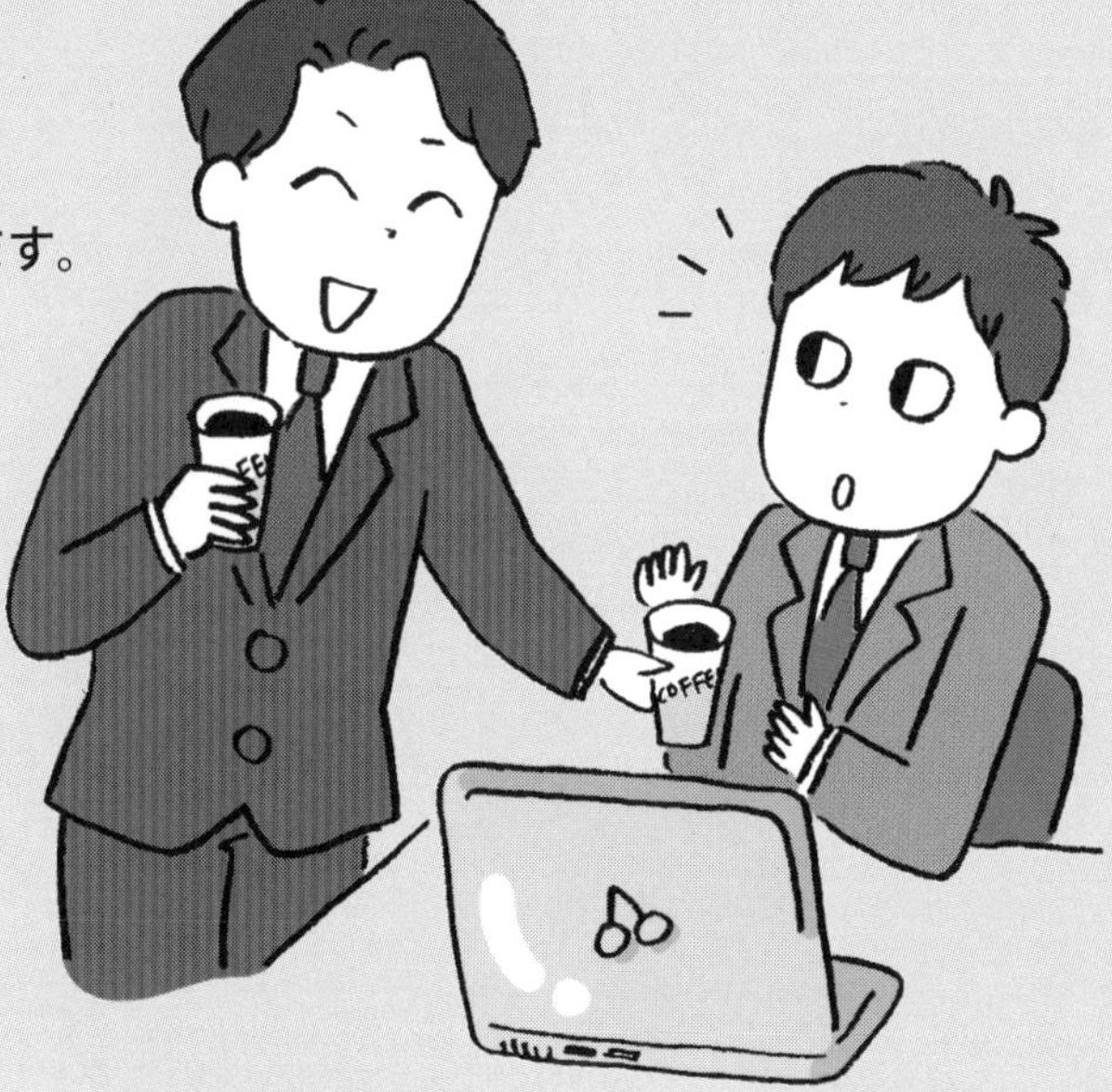

# 「同僚に違和感を与えない働き方」を身につける

改善できるところは変え、改善の難しいところは同僚に理解を求めるようにしましょう。それによって、同僚に違和感を与えずに働けます。

## 主にコミュニケーションを見直す

発達障害の人の場合、仕事のなかでもとくにコミュニケーションを見直します。「コミュニケーションが苦手」という一言ですまさず、話す・聞くなどをくり返していく流れのどこに苦手さがあるのか、考えていきます。

**表現する**

表情やしぐさ、声の大きさなど、言語以外の要素で、自分の考えを表現する。ASD の人はこれが苦手

**聞く・読む**

言語的な情報をとり入れる。ADHD の人はこの段階で聞き逃したり、読みとばしたりすることがある

**読みとる**

表情やしぐさ、声の大きさなどの変化や違いをとり入れる。ASD の人が苦手

**理解する**

とり入れた情報を理解する。ASDの人はなにごとも字義どおりに理解しがち

**感じる**

理解したことに対して、喜びや悲しみ、怒りなどの感情がわき起こる。ADHD の人はこの感情をおさえるのが苦手

**考える**

理解したことや自分の感情をふまえて考える。ADHDの人は考えを整理するのが苦手

**話す・書く**

言語的な情報を伝える。ASD、ADHD ともに、話しはじめると止まらないことがある

コミュニケーションは話す・聞くだけでなく、表情やその読みとりなどを含む、総合的なもの

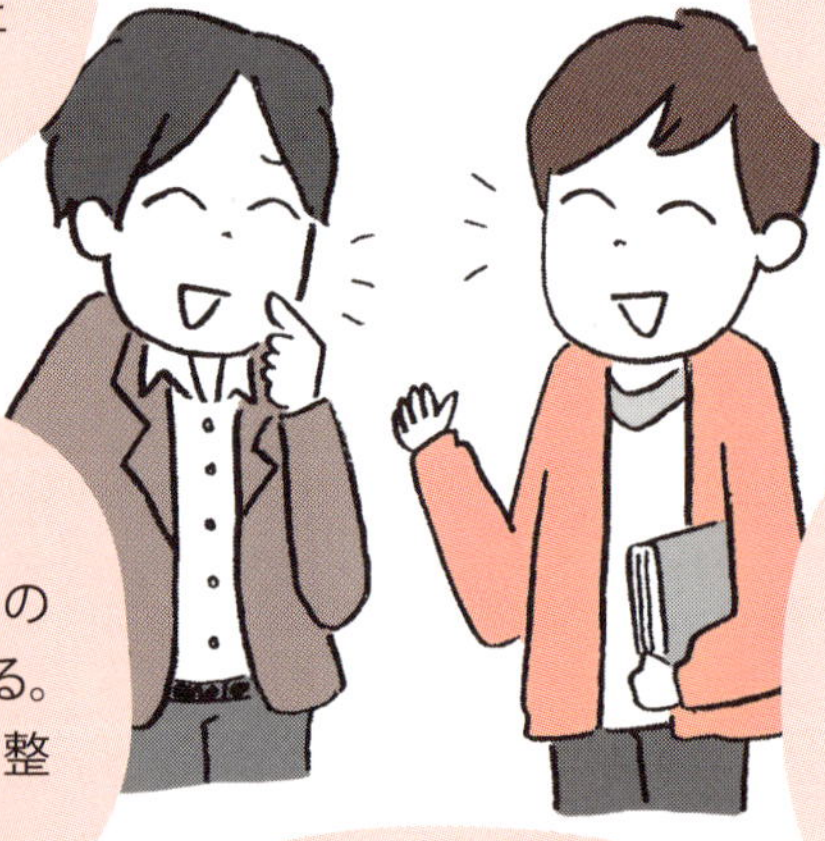

苦手なところは人によって違う。どこが苦手か、考える

ASDの人は「あいさつや社交辞令は無意味」などと考えてしまうことがある。それを見直し、形式的にでもあいさつをすれば、職場にいやすくなる

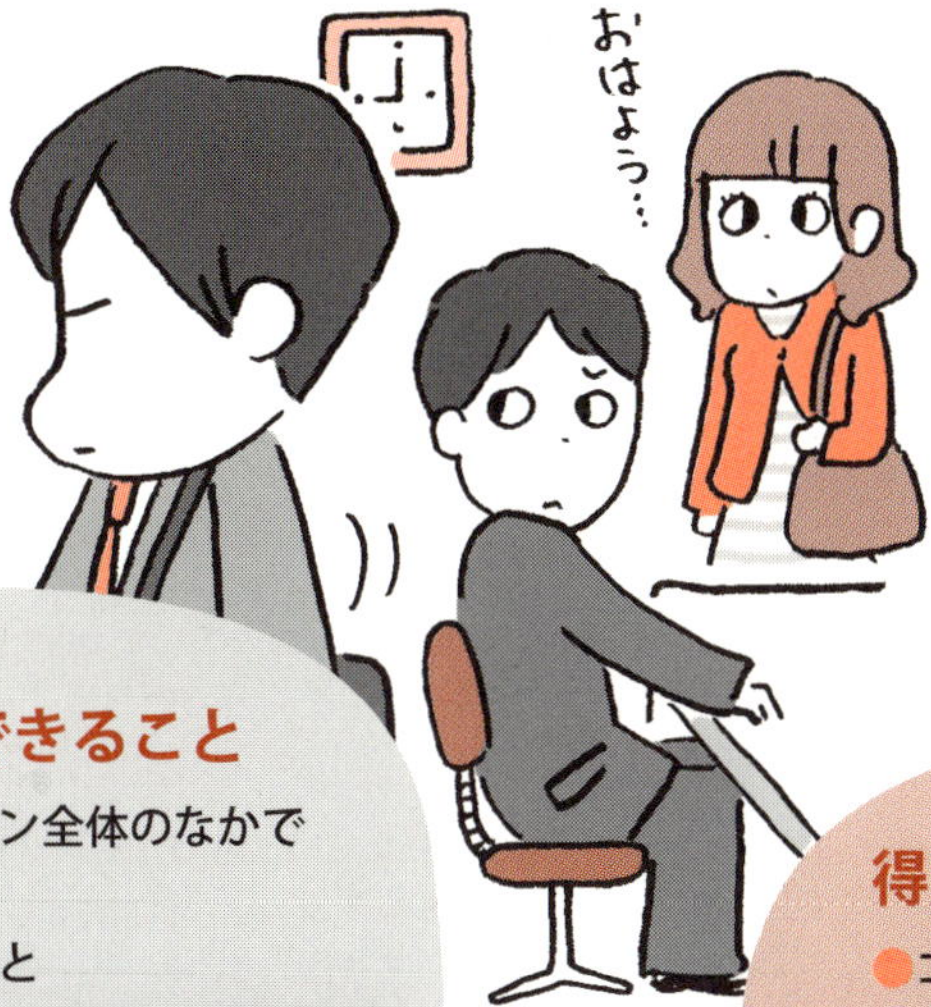


## 得意と苦手を把握する

コミュニケーションの全体像を理解したうえで、作業面など、ほかの要素も含めて、自分の得意なこと・苦手なことを把握していきます。そして、それに合った働き方を模索するのです。

### 苦手なこと・できること

- コミュニケーション全体のなかで苦手な部分
- 作業面で苦手なこと（ASDは対人折衝、ADHDは経理など）
- いま実際にできていないこと、評価が低いこと

### 得意なこと・できること

- コミュニケーション全体のなかで得意な部分
- 作業面で得意なこと（ASDは事務、ADHDは営業や企画など）
- いま実際にできていること、評価されていること

### 自分に合った働き方を探す

得意な部分をいかし、苦手な部分には自力で工夫したり、周囲のサポートを得たりできるように、働き方をアレンジする

## できないことを知り、現実的に対処する

仕事を見直すときのポイントは、自分はなにができて、なにができないのかを知ること。コミュニケーション面を中心に、得意なことと苦手なことを、できるかぎり具体的に把握しましょう。

苦手なことがわかってきたら、改善できそうなことには対応し、そうでないことには、配慮を求めるようにします。そうやって、現実的に対処すれば、過度にストレスを感じることなく、働き方をアレンジしていけます。

ほかの人と同じ働き方、完璧な働き方をめざすのではなく、少なくとも同僚に違和感を与えない働き方をめざしてください。

「ちょっと変わっているけど、一生懸命で憎めない人」と評価されれば、十分です。

見直し①

# 叱られ方

## 反論はいっさい考えず、まずはとにかく聞く

ケース例

### 新人なのに雑用をしなかった

研究職の男性です。新入社員なのに雑用をしないので、叱られました。その職場では電話に出ることや来客対応などの雑用は新人が担当するのですが、それは暗黙の了解とされていました。

　上司は男性を「言わなくてもわかるだろう」と叱りましたが、男性はＡＳＤであり、明確に指示されないと、理解しにくいのです。

目の前で電話がなっているのに放置。職場で問題に

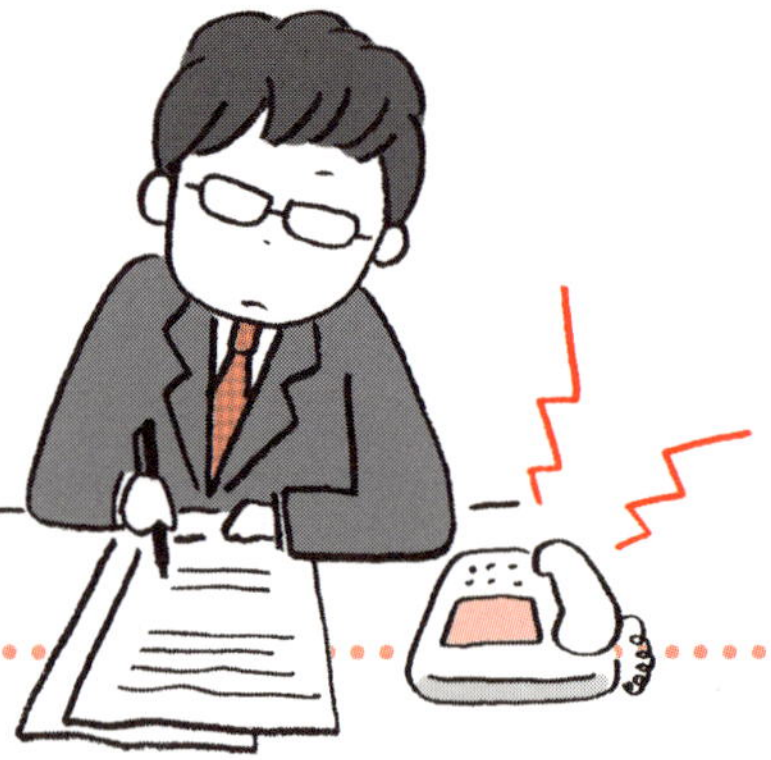

なにを見直す？

### 叱られても問題を改善できないこと

　発達障害の人によくある悩みのひとつが、上司の指示をうまく理解できないこと。指示通りに作業できず、叱られます。しかし叱られてもまだ理解できず、失敗をくり返します。その点を見直します。

見直しのねらい

### 叱られるときの対応を身につける

　なぜ叱られたときに上司の意図をくみとれないのか。その背景を考え、対応します。言い訳や反論をひかえ、叱責されているポイントを聞きとることに集中すると、話の内容を理解しやすくなります。

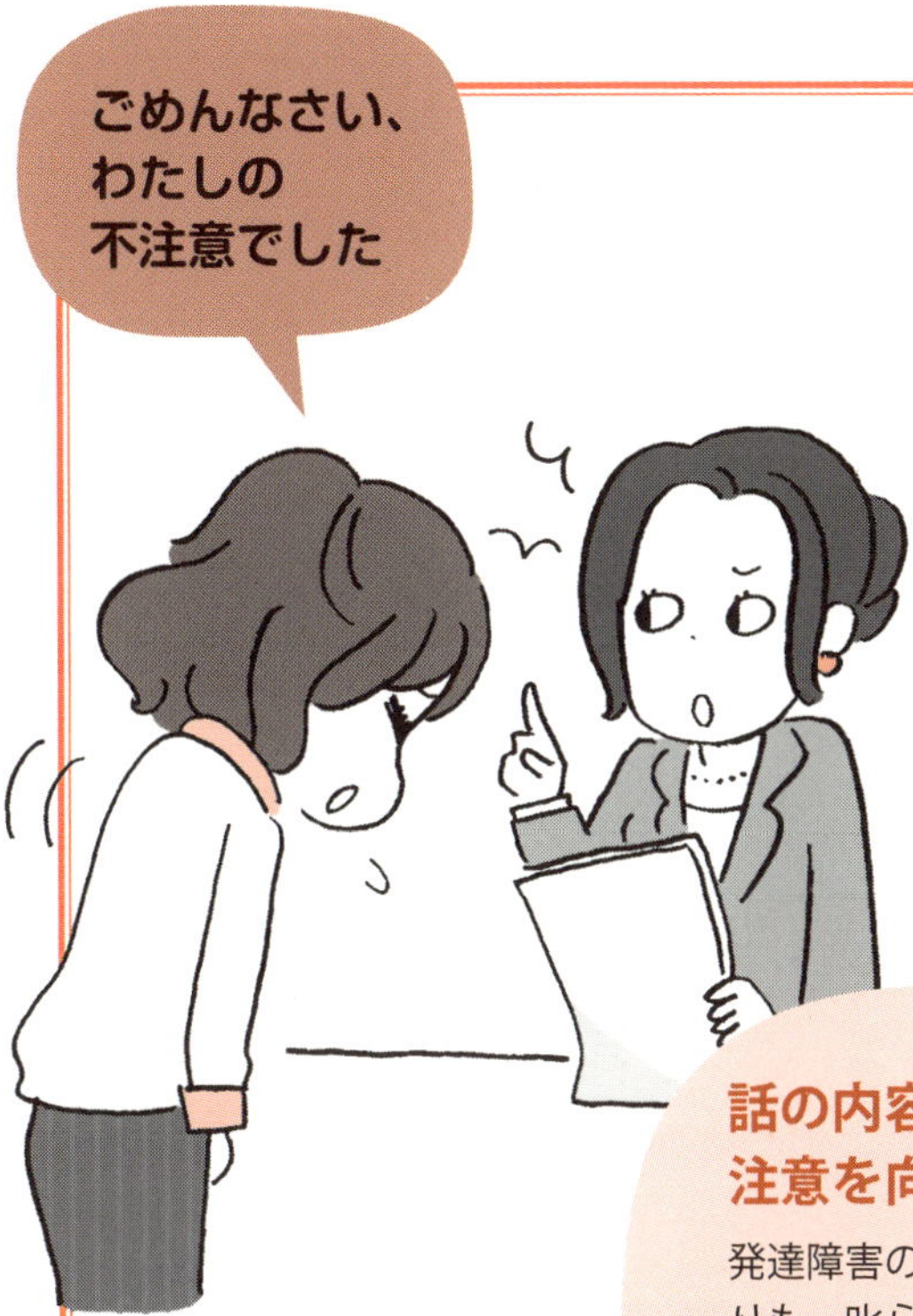


「反論しない」「とりあえず謝る」という行動を心がけるだけでも、トラブルはかなり減る

見直し方

## 聞くスキル・理解するスキルを鍛える

叱られたとき、話を聞くことに集中するスキルを鍛えましょう。人によって鍛えるポイントが異なります。反論をひかえること、話の内容に注意を向けることなど、改善点をみつけてください。

### 叱られている間は反論しない

失敗の理由を説明して、上司を説得しようとするのはハイリスク・ハイリターンな対応。相手をさらに怒らせる可能性が高い。それよりも、口を出さずに話を聞くほうがよい

### 話の内容に注意を向ける

発達障害の人は話の内容よりも、叱られているというつらさや、話の一部の要素にだけ注意が向きがち。ほかのことは考えず、とにかく内容の理解に集中する

叱られる前の準備、叱られたあとのフォローも身につける

### 叱られることを予測して準備する

予想外の叱責にはショックを受けやすい。小さな失敗でも、叱られることを予測しておき、話を聞く準備をするとよい

### 質問する習慣をもつ

叱られたとき、聞くことに集中しても話を理解できなかったら、謝罪して質問する習慣をつける

見直し②

# 話の聞き方

## 動画サイトを使って
## メモのとり方を学ぶ

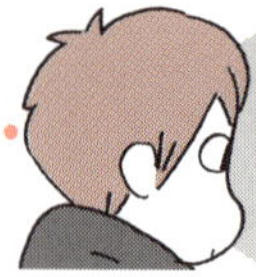

ケース例

### メモをうまくとれず、結局電話で確認

営業職の男性です。日付や販売数などを口頭でやりとりすることが多いので、メモをとるようにしています。しかし、打ち合わせが終わってメモをみると、意味がわかりません。数字がいくつも書いてあって、最終決定の数がわからなかったりします。

結局、電話やメールで相手に確認しないと、仕事が進みません。いつも危なっかしいので顧客の信用が得られず、上司からも厳しく叱られ、悩んでいました。

●ポイント●

「メモをとれ」と叱られ、そのとおりにしていても、問題が解決しない。背景にどのような特性が関わっているかを探る必要がある。

なにを見直す？

### メモをとっても話が覚えられない

仕事中、メモをとる習慣はあるのに、それが役に立たないという問題を見直します。メモを書き間違えるのか、重要なことをメモできていないのか、人それぞれ、問題のポイントが異なります。

見直しのねらい

### 自分に合ったメモのとり方を習得

発達障害特性に合わせて、メモのとり方をアレンジします。数字だけを書くのがよいのか、色分けをするかなど、最良の方法を探ります。結果として問題が起こらないのが、メモのよいとり方です。

見直し方

## グループをつくってメモの練習をする

「メモをとる」だけでなく、「あとで使えるメモをとる」ことをめざします。復職支援プログラムでは、グループをつくり、全員で同じ話を聞いてメモをとります。それぞれにメモのとり方が違うため、ほかの人の方法から学べることがあります。

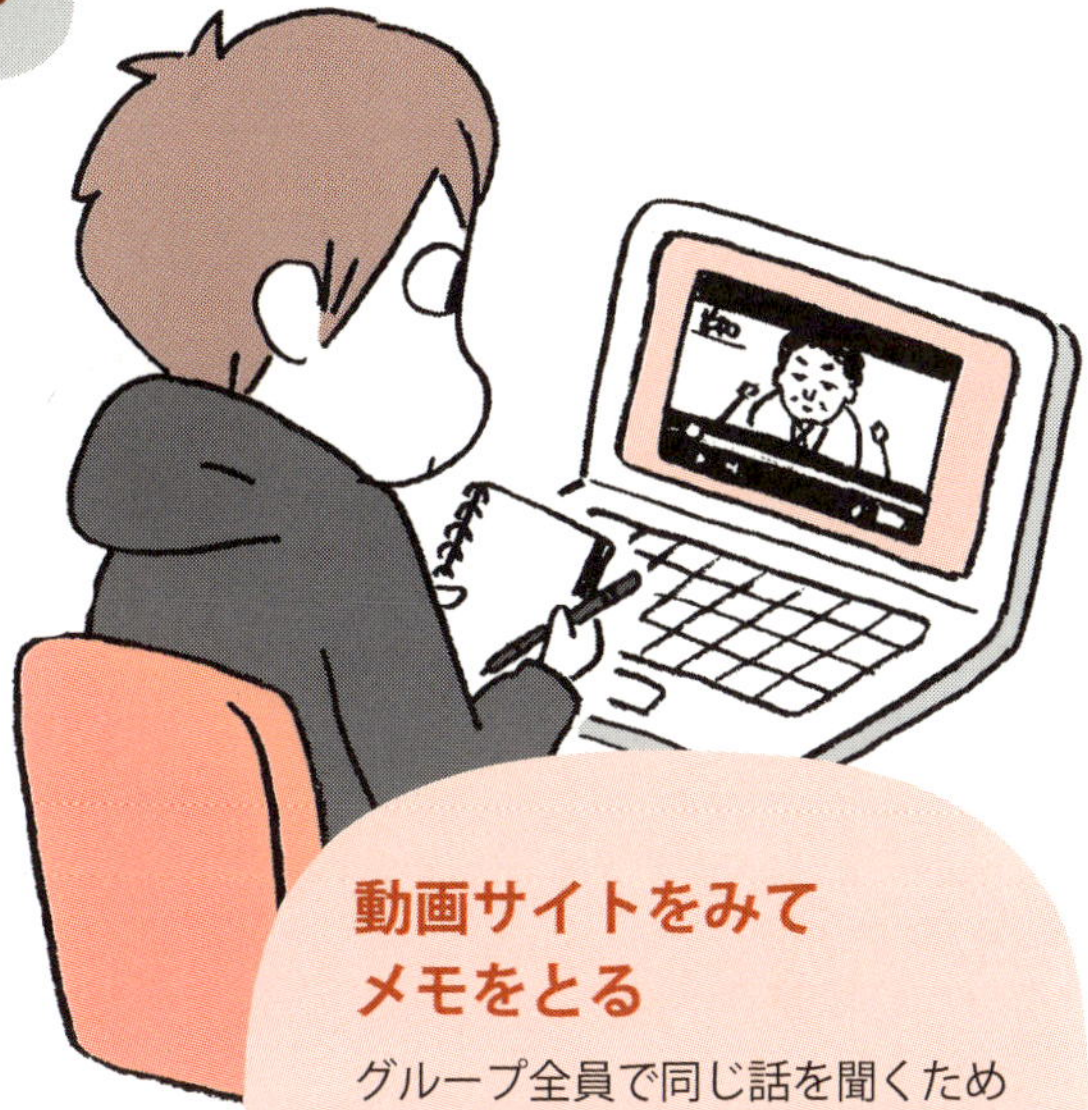

動画サイトには首相談話などがあり、メモをとる練習に活用できる

### 動画サイトをみてメモをとる

グループ全員で同じ話を聞くために、動画サイトを活用。パソコンなどで談話やスピーチを再生し、各自、メモをとる

### メモのとり方を人と比較する

書きとった内容から、話をどこまで理解できたか振り返る。また、メモを互いにみせあい、ほかの人の方法を参考にする

### もう一度、メモをとってみる

別の動画を使って、再度メモをとる。１回目に学んだことを意識して、メモのとり方を変えてみる

### メモのとり方のバリエーション

- 色分けする。重要なことにあとで色をつける
- メモ用紙のサイズを変える。大きい紙が合う人もいる
- キーワードか文章か、書きやすいほうを選ぶ
- 各種ノートを用意し、罫線の有無など、自分に合うものを探す
- 書いた内容を、あとで上司や同僚に確認する
- そもそも書くのが苦手なら、録音機器を使ってみる

見直し③

# 話し合い方

## グループで物語に順位をつける練習をする

### ケース例

**打ち合わせでケンカになる**

営業職の男性です。打ち合わせをするときによくもめて、問題になっていました。

自分の考えにこだわりすぎていて、相手の要望に合わせて調整することができないのです。相手が上司や取引先でも「自分の言うとおりにしたほうがよい」と主張してしまいます。

取引先のベテランを怒らせ、大問題に

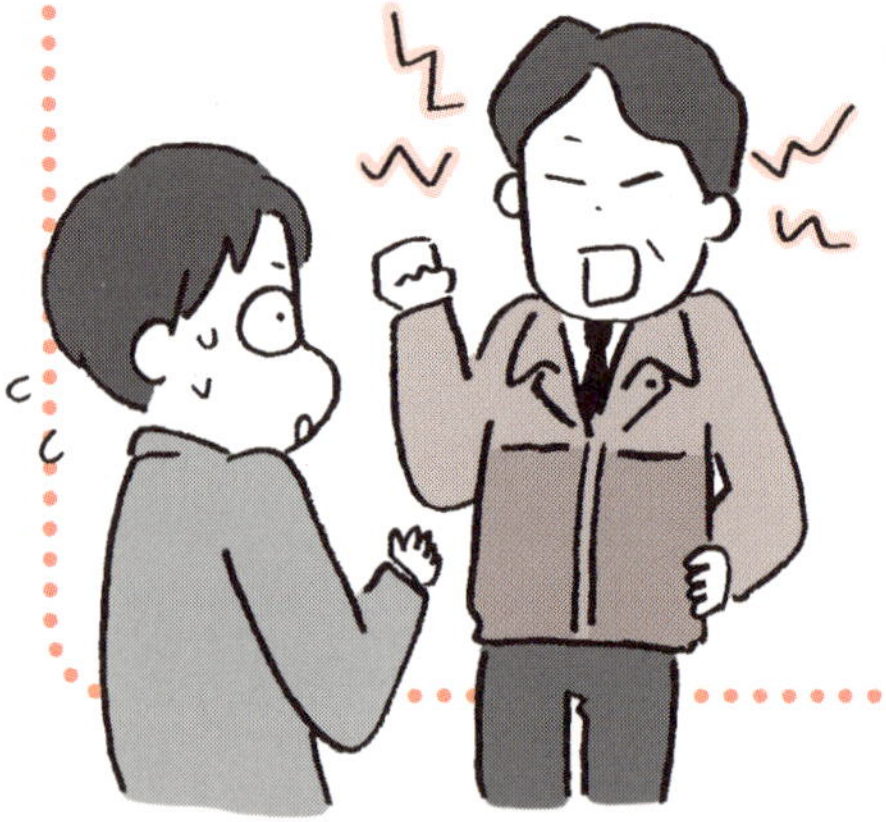

休職を機に、考え方の見直しをおこないました。

### なにを見直す？

**こだわりが強すぎるところ**

こだわりの強さ、考え方のかたさが、仕事上のトラブルにつながっている場合があります。とくにASDの人は、規則や手順にこだわりがち。ときには相手に合わせ、融通をきかせることができるよう、考え方を見直します。

### 見直しのねらい

**「コンセンサス」を意識する**

自分の考えがどんなに正しくても、それに固執せず、人と意見をすり合わせることを学びます。打ち合わせの際、関係者全員の「コンセンサス（合意）」をとることを意識できるようにします。

見直し方

## 物語を使って、会議の練習をする

短い物語を題材にして、数人で会議をします。仕事とは関係のないテーマで、人と意見をすり合わせる練習をするのです。議題も「登場人物の誰に共感できるか」など、仕事には直結しないことにします。

コミュニケーションやソーシャルスキル（社会技能）を鍛えるトレーニングの本に、すぐに使える物語が掲載されている

### 物語と質問を用意

本やインターネットなどを使って、短い物語と、その物語に対する質問を用意する。質問は、順位や順番を問うものに

### 一人ひとり、物語を読む

参加者全員が、同じ物語を読む。「誰に共感できるか」といった議題を意識して読み、順位をつける

### 自分の意見を書き出す

読み終わったら、考えを整理して、議題への意見として紙に書く。順位とその理由を書き出す

### 各自、結果を発表する

ひとりずつ結果を発表する。ほかの参加者がどのように考えたのかを聞く。自分とは違う考え方があることを意識する

### グループで意見をまとめる

意見が出そろったら、話し合って、グループ全体の合意をつくっていく。自分の考えに固執せず、全員が納得する答えを探す練習をする

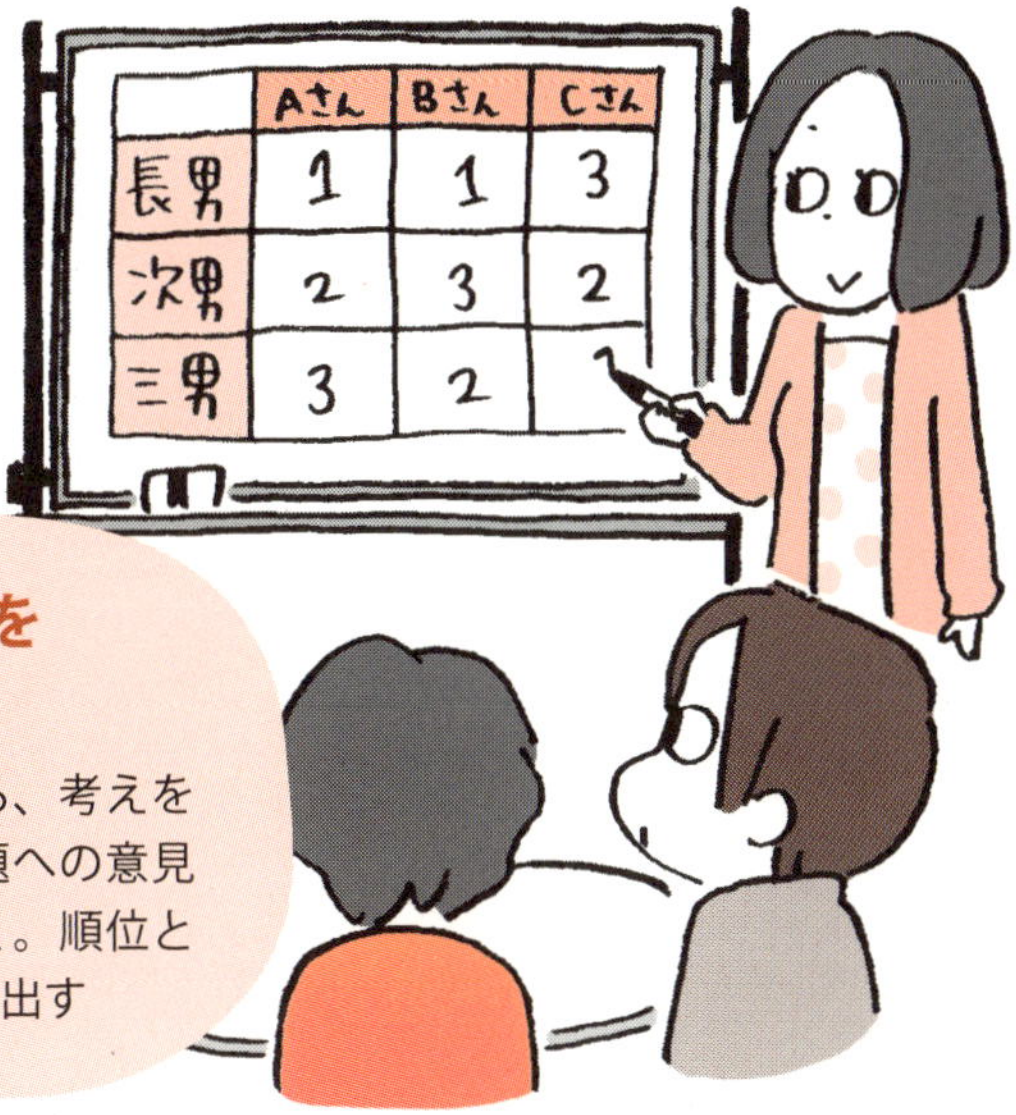
Aさん
Bさん
Cさん
長男 1 1 3
次男 2 3 2
三男 3 2

順位をつけ、発表することで、意見の違いが明確になる。一人ひとり考え方は違うことが実感できる

見直し④

# 頼み方・断り方

表現のバリエーションを
機械的に覚える

ケース例

## 任される仕事が少なすぎて不満

事務職の女性です。まだ若く、発達障害の特性による失敗もあったため、仕事をあまり多く任されていませんでした。

本人は力を十分に発揮できず、不満を感じていました。しかしそのことをうまく相談できず、悩んでいました。することがなくなると休憩したり、居眠りしたりしてしまい、ますます仕事を任されなくなっていったのです。

仕事が少なすぎるのがストレスだった。しかしそれをうまく説明できなかった

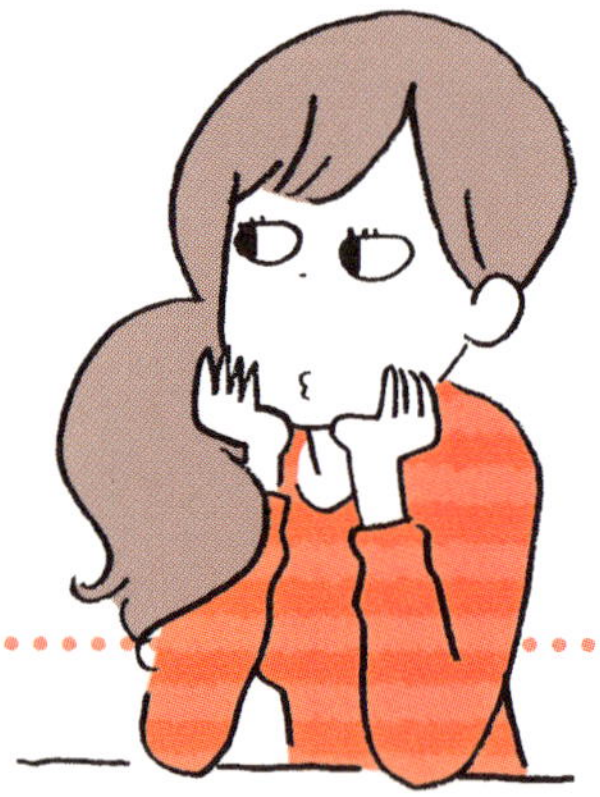

なにを見直す？

## 報・連・相の基本的な見直し

仕事の基本のひとつといわれる、報告・連絡・相談の仕方を見直します。人に仕事を頼むときや断るとき、どのような言動をすれば、話がスムーズに進むのか、考えます。できる範囲で改善していきます。

見直しのねらい

## 言い方のバリエーションを増やす

発達障害の人は柔軟な対応が苦手です。トレーニングで鍛えることには限界があります。言い方のバリエーションを増やし、一定の使い分けを身につけることが、現実的な目標です。

見直し方

## パターンや種類を増やし、長い目でみてとりくむ

話し方のバリエーションを増やせば、報告や相談をしやすくなります。ただしASDの人にとっては苦手なことなので、完璧をめざさず、できる範囲でじっくりととりくんでいきます。

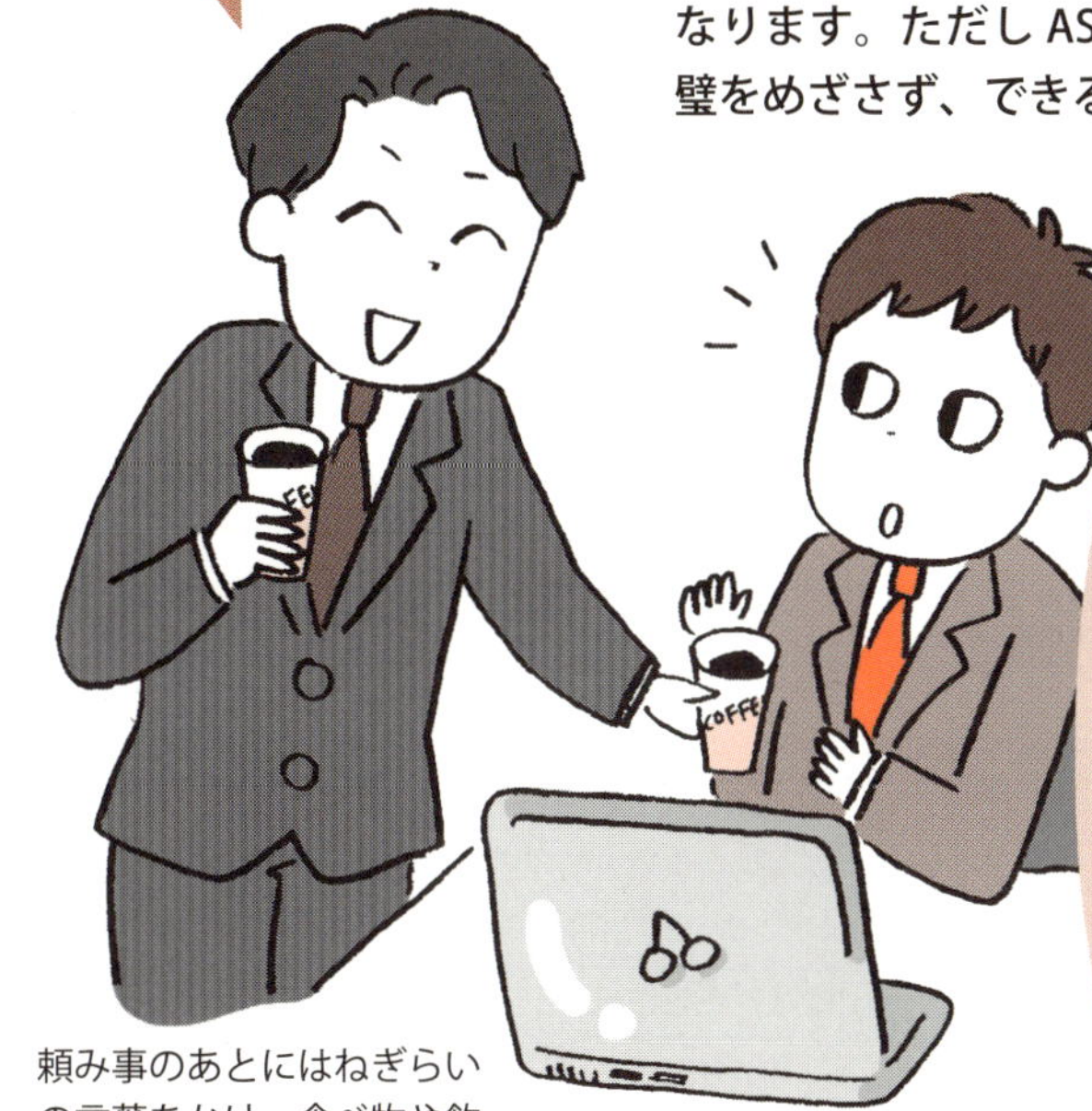


頼み事のあとにはねぎらいの言葉をかけ、食べ物や飲み物を差し入れることを、ひとつのパターンとして身につける

### パターンを増やす

ひとつでも多くの話し方をマスターする。仕事上、問題になりにくい話し方と、それを使うタイミングを機械的に覚える

- 「いまよろしいですか」「すみません」などの前置き言葉
- 「○○の作業に×時間かかります」といった具体的・論理的な言い方
- 「△△さんにお願いできるとたすかります」といった感情的な言い方

### 種類を分ける

コミュニケーションを目的別に分けて考える。うまく頼む・うまく断るといった問題解決型の対応以外も身につける

- 頼む・断るなど、問題解決のためのコミュニケーション
- あいさつ・感謝・謝罪など、人間関係維持のためのコミュニケーション

### 中長期的に考える

見直しをはじめても最初は失敗することが多い。問題解決ができなくても、前置き言葉や人間関係維持の言葉を使えていれば、ひとまず合格と考える。中長期的にとりくむ

見直し⑤

# 苦手な作業

## できないことには
## 立ち向かわないと決める

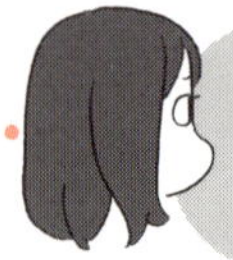

ケース例

### 電話で話しながらメモをとるのが苦手

　総務職の女性です。電話で話しながらメモをとることが苦手で、悩んでいました。簡単な内容は処理できますが、相手の話が要領を得ない場合には、内容をうまく聞きとれません。上司にたびたび叱責され、休職にいたりました。
　その後、ＡＳＤと診断され、複数作業の同時進行が苦手だと自覚しました。復職後は、複雑な電話は同僚に代わってもらい、ほかの得意な作業で借りを返しています。

**●ポイント●**

とくに苦手で改善しにくい作業は、人によって違う。自分の場合はどの作業なのか、医師とも相談しながら確かめる。

なにを見直す？

### 努力だけでは改善しにくいところ

　苦手な作業のなかで、自分なりに努力しても、上司や同僚の助言通りにしても、まったく改善しないところを、別の方法で見直します。特性の影響が強く、改善しにくいところだというふうに、認識をあらためるのです。

見直しのねらい

### 中核特性が関わっている作業の洗い出し

「社会性」や「不注意」、「感覚過敏」など、発達障害の中核的な特性が関わっている作業は、努力だけでは改善しにくい場合があります。そういう作業を洗い出し、配慮を求めるようにします。

見直し方

人の顔を覚えるのが苦手だという人もいる。他社の人に会っても無視してしまうなどの問題が起こる

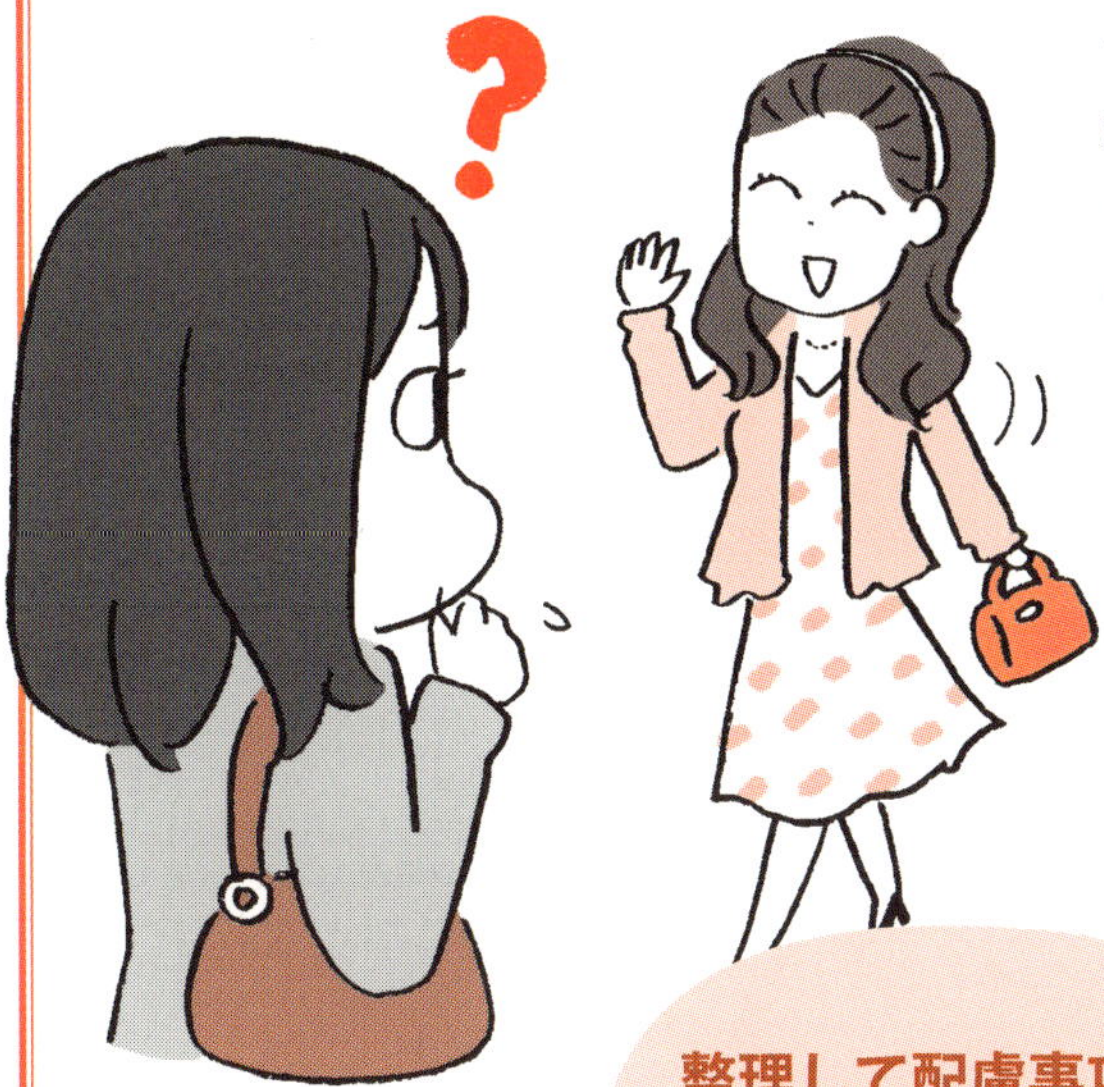

## 特性そのものを治そうとしない

働き方を見直し、問題点を解決するのは大事ですが、発達障害特性そのものといえるような問題は、治しようがありません。無理に治そうとせず、「自分には難しいこと」だととらえ、どのように支援を得るかを考えましょう。

### 治らないことを自覚

「同時進行が苦手」「注意力が弱い」といった特性を自覚する。そして改善することよりも、支援を充実させることにとりくむ

### 整理して配慮事項に

特性が強く影響している作業を洗い出し、それぞれに対してどのようなセーフティネットをつくれるか、考える。そして周囲に配慮を求める

### 苦手な作業の例

**ASD**

- 複数作業の同時進行。電話で話しながらメモをとることなど
- 臨機応変な会話。来客対応や商談などをすると、会話がすれ違いがち
- その場に合わせた言動。毎日別の場所へ営業に行くような仕事は難しい

**ADHD**

- 文字や数字などの正確な入力。不注意の特性があるとミスが出やすい
- 反復作業。静かに落ち着いて同じことを続けると、ストレスがたまりやすい
- 計画的な仕事。予定にしたがわず、進めやすいところから手をつけがち

2ページでわかる

# 働き方を見直し、「復職するまでの流れ」

## 復職時の手順

休職中に復職支援プログラムを受けた場合、復職する際、職場に対して配慮を求めることがあります。復職の準備が整ってきたら勤務先の担当者に連絡し、面談の場をもうけてもらいます。

勤務先の産業医か人事担当者に連絡をとる場合が多い

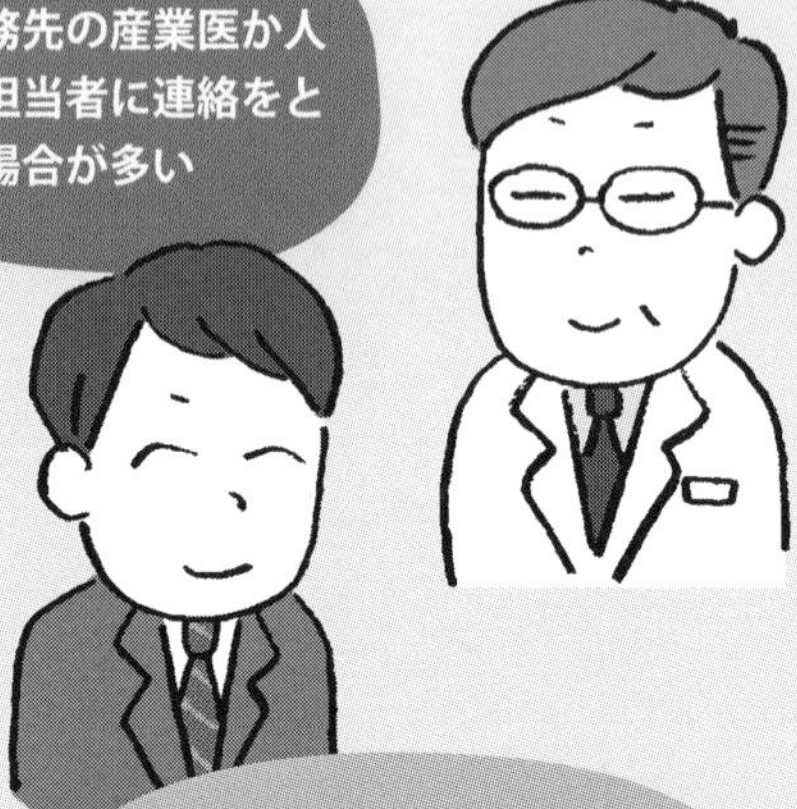

### 本人が職場へ連絡する

復職前後の連絡は、基本的に本人がおこなう。まずは「復職に向けて打ち合わせをしたい」と伝える

中小企業で産業医や担当者がいないときは、直属の上司へ連絡。ただし上司が対応に慣れていない場合がある。医療スタッフと随時相談しながら進める

### 必要書類を送付する

打ち合わせの前に、診断書などの必要書類を送付する。用意するものは時期や状況によって違うため、勤務先に確認する

書類を送ってから面談までに日があく場合や、最初から書類持参で面談する場合などがあり、手続きの流れは各社で異なる

## 連絡や説明は基本的に本人から

復職支援プログラムを受け、生活が安定し、働き方の見直しが進んでくると、医師やスタッフから復職へのゴーサインが出ます。

勤務先に連絡をとり、復帰日などを相談しますが、その連絡は基本的に本人がおこないます。診断や配慮事項などについて、自分で説明するのです。

## スタッフや支援者が同行する場合もある

復職時には、本人が健康状態を回復し、再び働けるようになったわけですから、手続きは基本的に自分でおこないます。

しかし発達障害の場合、特性への理解が得にくいという問題点があります。場合によっては、医療スタッフや支援機関のスタッフが面談に同行し、職場に対して説明をおこなうこともあります。

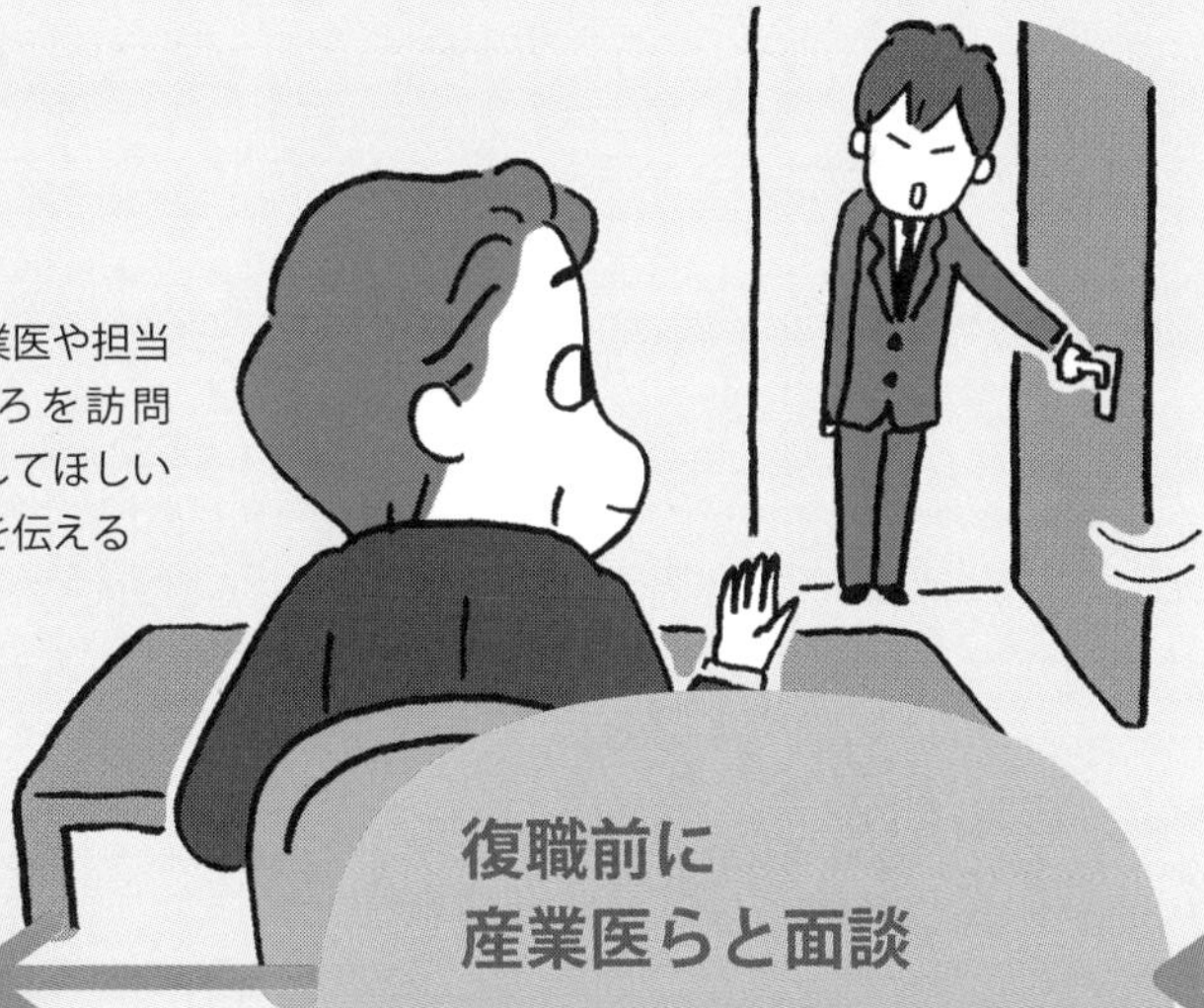
自分で病気や特性を説明できることが重要。そのスキルは復帰後も必要となる
本人が産業医や担当者のところを訪問し、配慮してほしいことなどを伝える

### 復職前に産業医らと面談

勤務先に連絡し、面談日を設定。産業医や人事担当者、上司に会い、その後の日程や復職後の業務を相談する

基本的には本人がひとりで行くが、職場から医療スタッフの同席を求められ、いっしょに行く場合もある

### 準備を整え、復職する

面談で状況を報告し、配慮の必要性などを伝えたうえで復職。一定期間、残業制限などの配慮をしてもらえる場合がある

事前に面談をすることで、勤務時間や業務量の調整をしてもらえる場合がある。より安心して職場に戻れる

# 診断名、特性、配慮事項を職場にどこまで伝えるか

**休職中にはじめて発達障害がわかった場合、その診断を職場へいつ、どうやって伝えればよいのでしょうか。三つの判断基準で考えましょう。**

## 伝える目的は理解してもらうこと

病気休職から復帰する際、職場に診断名を伝えるのは、自分の健康状態を正確に理解してもらい、必要な配慮を得るためです。

休職中に発達障害がわかった場合には、それを職場に伝え、配慮を求めましょう。

ただし、発達障害はまだ一般に広く知られているわけではありません。「障害」という名称を伝えることで、いらぬ誤解をまねく場合も、残念ながらあります。

診断を伝えることでかえって状況が悪くなりそうな場合には、あえて診断名を伝えないのもひとつの方法です。診断名を言わずに配慮を求めることもできます。

## 3段階で考える

発達障害を職場に伝えるときには、障害に関する情報を3段階に分け、そのうちのどこまでを説明すれば、不便なく働けるかを考えます。

### 診断名

ASDやADHDといった診断名を伝え、発達障害があることを明確に伝える。配慮を頼みやすくなるが、障害という言葉に抵抗感を示される場合がある。

### 特性

診断名は伝えず、「会話が苦手」「正確な作業が苦手」などの特性を、自分の特徴として伝え、できる範囲での配慮を頼む。配慮を強く求めることは難しい。

### 配慮事項

診断名も特性も伝えず、「予定の文書化」など、職場に配慮してほしいことだけを具体的に伝える。障害の有無を伝えないため、配慮してもらえない場合がある。

発達障害の診断という中心的な情報から、最終的に配慮してほしいことという周辺的な情報までを整理して、どこまで伝えるかを考える

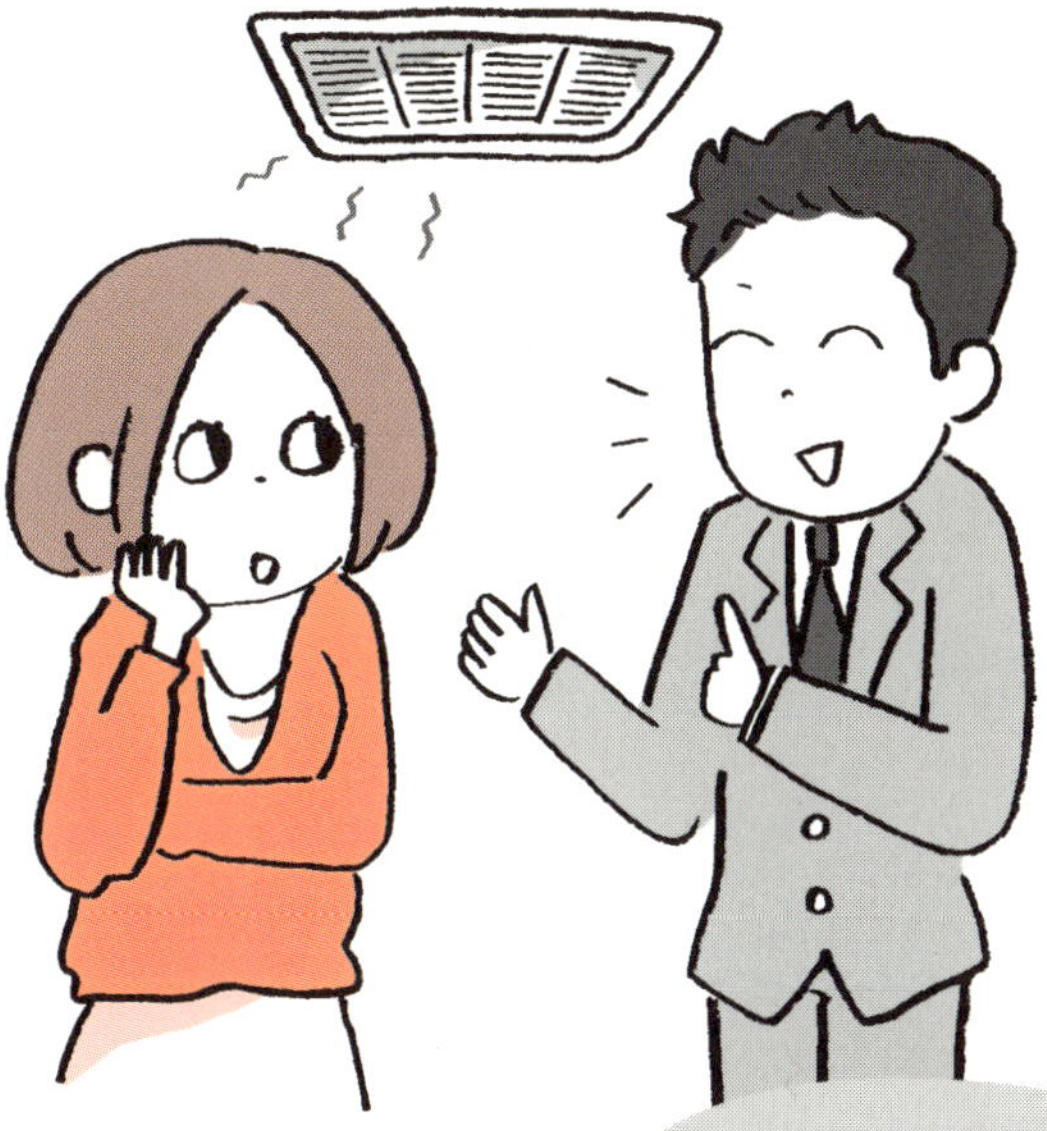

聴覚の過敏性がある人はエアコンの出す音が気になり、会話に集中できないことがある。それも発達障害の特徴のひとつ

## 判断基準は３つ

職場に伝える内容を考えるときの判断基準は、大きく分けて３つあります。この３つのポイントで医師や医療スタッフと相談し、決定してください。

### 明確なトラブルの有無

休職前に「暴力沙汰になった」「損害を与えた」などの明確なトラブルがあった場合、その説明として診断を伝えたほうがよいことがある

### 感覚面の特性の有無

聴覚や視覚、触覚などの感覚に強い特性がある場合、職場で耳栓などを使ったほうがよいことがある。診断名を伝えないと理解を得にくい

### 職場の理解度

発達障害という言葉に対する職場の反応。理解のある職場、支援経験をもつ職場もあるが、産業医でさえ発達障害にくわしくないところもある

### 配慮が得られず反論されてしまったら

**●「以前からサポートしている」**

配慮事項を伝えたときに、職場から「元々そうしている」と反論されることがあります。言い返したくなるかもしれませんが、ひとまず感謝を伝え、引き続き配慮してほしいと言いましょう。詳細は後日、調整していきます。

**●「特別扱いはできない」**

「ほかの人と違う対応はできない」と返答されることもあります。やはり言い返すことはひかえ、特別扱いにならない対応を頼んでください。配慮してほしいことをすべて伝え、どこまで許容されるか、たずねるとよいでしょう。

**●「努力不足では？」**

診断名を伝えないで配慮を求めた場合、「努力不足だ」と反論される可能性があります。この場合は、診断名を伝えることを考えたほうがよいかもしれません。障害があることを伝えれば、努力だけの問題ではないことが伝わります。

# 一般就労のまま復職するか、障害者就労を選ぶか

理解や配慮を求めるだけでは働き続けることが難しそうな場合には、障害者就労という形で、適切な支援を受けながら働く道があります。

## 働きやすさや人生観、特性などから判断する

大人になるまで発達障害に気づかず、一般就労していた人の場合には、休職にいたったとしても、通常、そのままの就労形態で復職することをめざします。

しかし、職場で発達障害への配慮が得られない場合や、復職しても再休職してしまった場合など、就労継続が難しいときには、障害者就労の道を考慮します。

職場での働きやすさや、仕事に対する考え方、自分の特性の程度などを総合的に考えて、決断しましょう。適切な支援を受け、障害者就労の形で働きたくなった場合には、主治医や医療スタッフに相談してみてください。

## ２つの就労形態がある

発達障害がわかった場合、療育手帳や精神障害者保健福祉手帳を取得することで、障害者として就労できるようになります。一般就労と合わせて、２つの就労形態が選択できるのです。

### 障害者就労

**障害がある人のための就労形態。日本の民間企業は基本的に、従業員の2.0%にあたる障害者を雇用しなければならない。その枠を障害者雇用枠といい、障害がある人だけが応募できる。障害者雇用で採用された場合、障害特性への配慮を受けやすい。**

- 障害者手帳の取得が必要
- 例外的に、障害者雇用を実施していないところもある
- 一般就労とは業務内容が異なる場合がある

### 一般就労

**一般の就労形態。仕事についてから発達障害に気づき、休職した人の場合、基本的には一般就労で勤務しているため、復職後もその状態を継続する。ただし、医師と相談のうえで障害者就労に切り替える人もいる。**

- 発達障害を申告する必要はない
- 診断書を提出しないと、配慮を得にくい
- 障害特性が強いと、就労継続が難しい場合もある

## 障害者就労の流れ

休職中に発達障害がわかった人のなかには、一般就労のまま復職することが難しいと考える人もいます。その場合、障害者就労に切り替えて転職活動をおこないます。

就労時にジョブコーチという支援者がつき、一定期間、新しい職場への定着をたすけてくれる場合がある

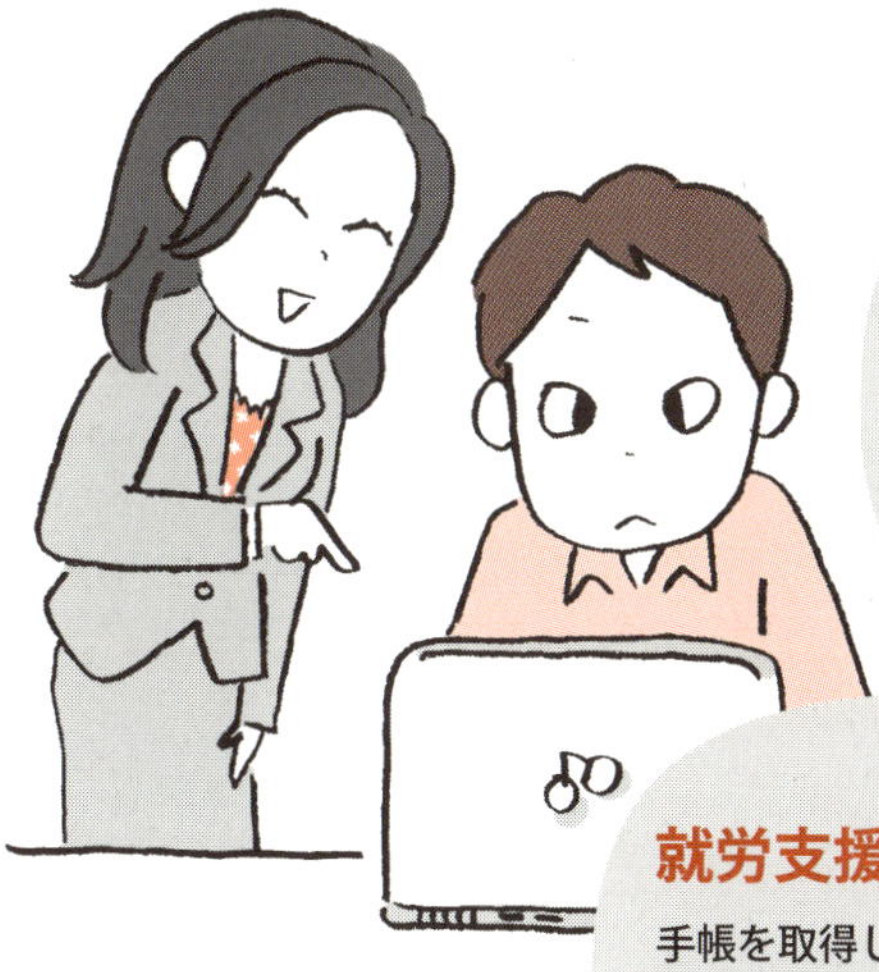

### 支援を受けても働けない

復職支援プログラムを受けて働き方を見直し、職場に配慮してもらっても、働きつづけることが難しい。復帰後、再休職してしまった

### 医療機関と相談

主治医や医療スタッフに相談。再休職の要因を報告し、対策を考えるが、同時に障害者就労の可能性を検討する

### その他の機関と相談

再休職をくり返し、退職した場合、ハローワークなどの就労支援機関で障害者就労をすすめられる場合がある

### 障害者手帳を取得

本人が障害者就労をめざすことを決断。発達障害の場合は「精神障害者保健福祉手帳」、知的障害もある場合は「療育手帳」を取得する

### 就労支援機関へ

手帳を取得したうえで、障害者就労を支援している機関に連絡をとる。支援機関の担当者に相談し、障害者雇用の求人情報を探す

### 就労支援機関

- 地域障害者職業センター
- 障害者就業・生活支援センター
（障害者就労への支援あり）
- 地域若者サポートステーション
- ハローワーク
（障害者就労への対応は機関ごとに異なる）
- 就労支援事業所
（障害者就労への対応は事業種別などによって異なる）

### 障害者就労をめざす

障害者雇用枠での採用をめざして、転職活動をおこなう。採用試験の際や、採用後の一定期間、支援のためジョブコーチについてもらう場合もある

Q&A コラム

# 発達障害だとわかっても解雇されない？

## Q 職場に伝えてもクビにならない？

**A** 休職中に発達障害がわかり、その診断を職場に伝えた場合に、それを理由として解雇されることはまずありません。先天性の障害がわかっただけで、業務ができないわけではないからです。

病気に関連する解雇事由としては、業務外でわずらった病気により仕事ができなくなった場合や、病気による休職が長期間続いている場合、病気を知りながら職場に伝えず就職していた場合などが考えられます。いずれも、職場の就業規則から逸脱したときに解雇が検討されます。

発達障害の診断を通知しただけで解雇されることはありませんので、安心してください。

## Q 退職する人がいるのはなぜ？

**A** 発達障害は解雇理由にはなりませんが、実際には発達障害の人が退職するケースがあります。

これは、二次障害としてうつ病などにかかり、状態が悪化している場合などが当てはまります。発達障害があるから退職するのではなく、結果として業務を遂行できなくなり、自主退職したり、解雇されたりするわけです。

ただし、こうした事態は理解と支援を得れば回避できます。

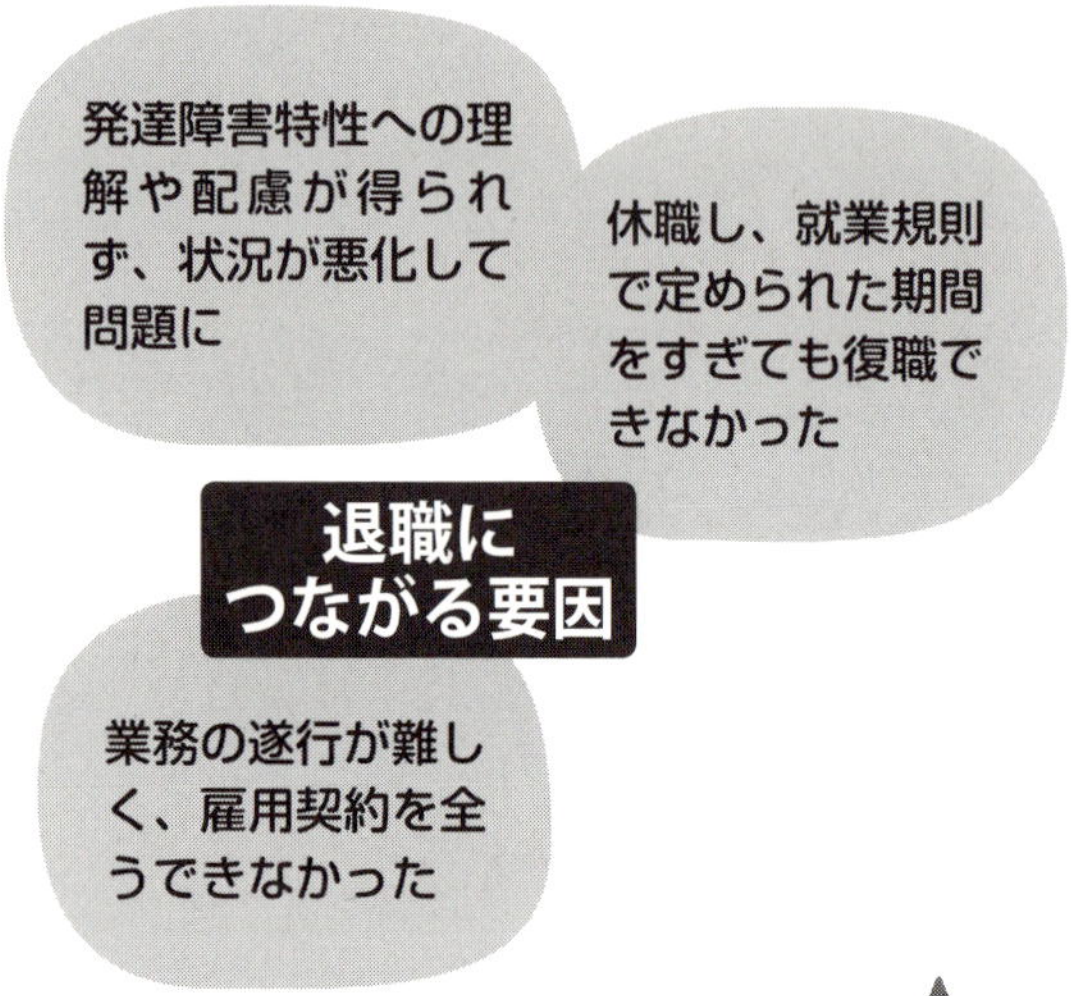
退職につながる要因
発達障害特性への理解や配慮が得られず、状況が悪化して問題に
休職し、就業規則で定められた期間をすぎても復職できなかった
業務の遂行が難しく、雇用契約を全うできなかった

5

# 仲間や家族の支えを得て、復職する

復職に向けてリハビリを続けているときや、
職場に戻って、また厳しい環境で
働きはじめるときには、
周囲の人の支えが欠かせません。
同じ障害のある仲間や、家族、同僚が
障害特性を理解してくれることは
きわめて重要です。

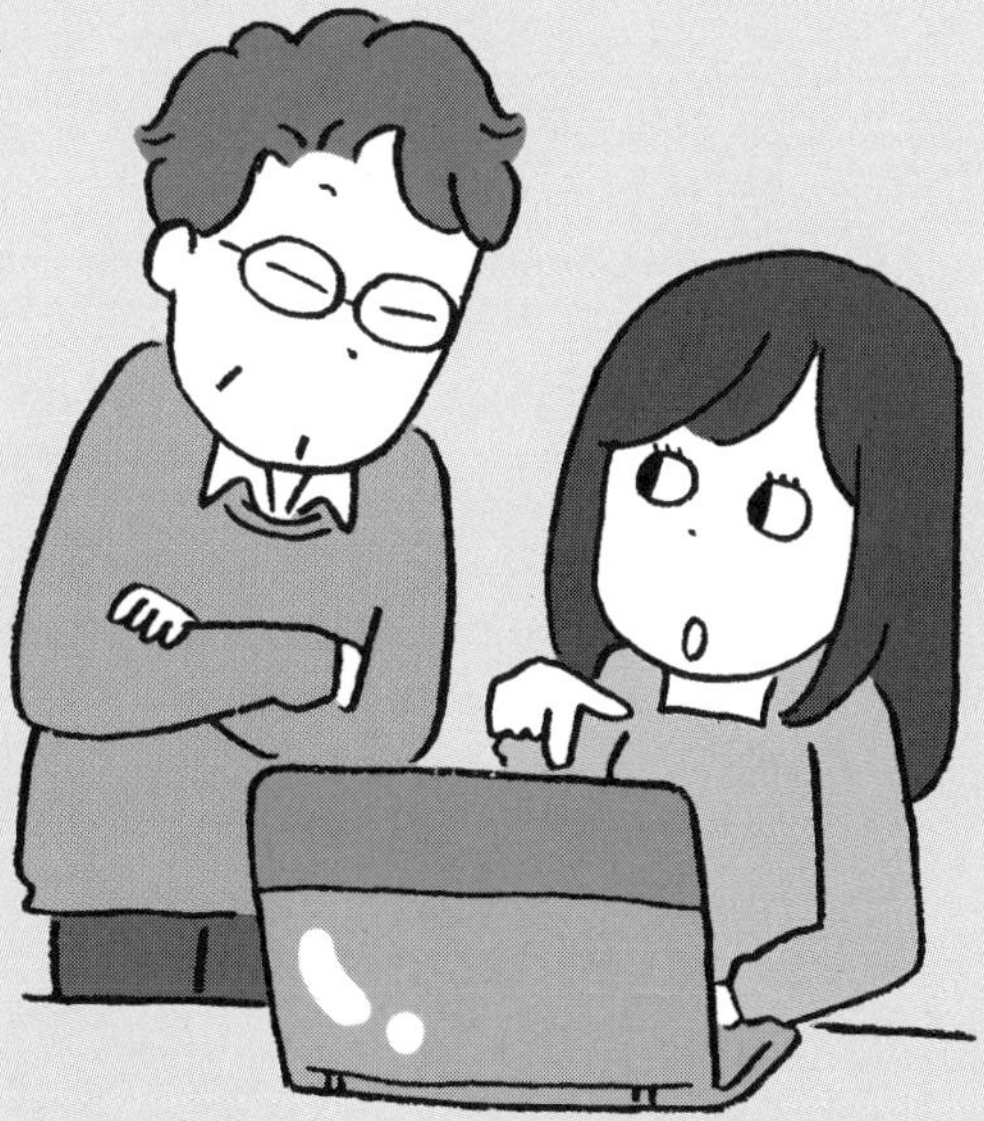

# サポートがあれば、できることが増えるから

障害特性の影響で苦手な作業については、まわりの人にサポートをしてもらいましょう。少し支えてもらうだけで、できることが増えます。

## 誰に支えてもらうか

職場で頼りになるのは同僚ですが、家族や仲間に日頃から支えてもらうことにも大きな意味があります。

### 家族

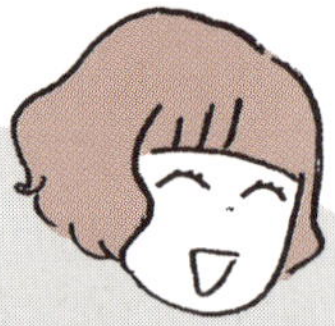

生活面の支えになる。同居の場合は、生活リズムの安定や健康維持に協力してもらうとよい。別居していても、定期的に連絡をとり、心理的に支えてもらったり、必要なときは生活のサポートを頼んだりする

### 同僚

仕事面の支えになる。配慮事項を理解している人が職場にいれば、なにかあったときに相談できるため、安心感が得られ、仕事に集中しやすくなる

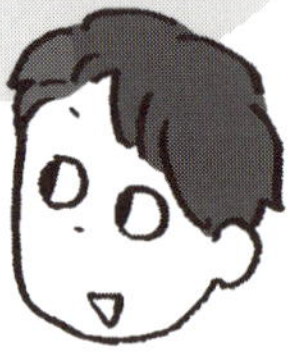

### 仲間

デイケアで出会った仲間は、治療面の支えに。障害の悩みを率直に話し、助言を求めることができる

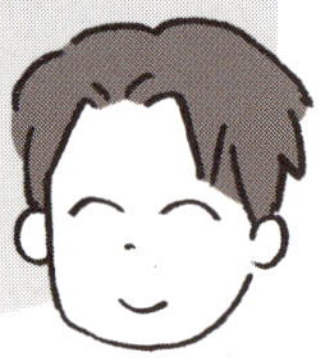

全員から支えを得られれば理想的だが、なかなか難しい。協力してもらえる範囲で頼んでいけばよい

## 生活しやすい状況をつくるために

医療機関に通って治療や支援を受けるとしても、診察は多くて月に数回であり、デイケアは一定期間で終了します。

それ以外の期間は、自分で生活を見直し、働き方を変えていかなければいけません。自分のことに自分でとりくむのは当然なのですが、そのとき支えがあるのとないのとでは、大きく違います。

ちょっとしたときに、家族や同僚が声をかけてくれること。悩んだとき、仲間に相談できること。そういう小さな支えに勇気づけられ、支えられて、生活を見直していくことができるのです。周囲の人に力を借りましょう。

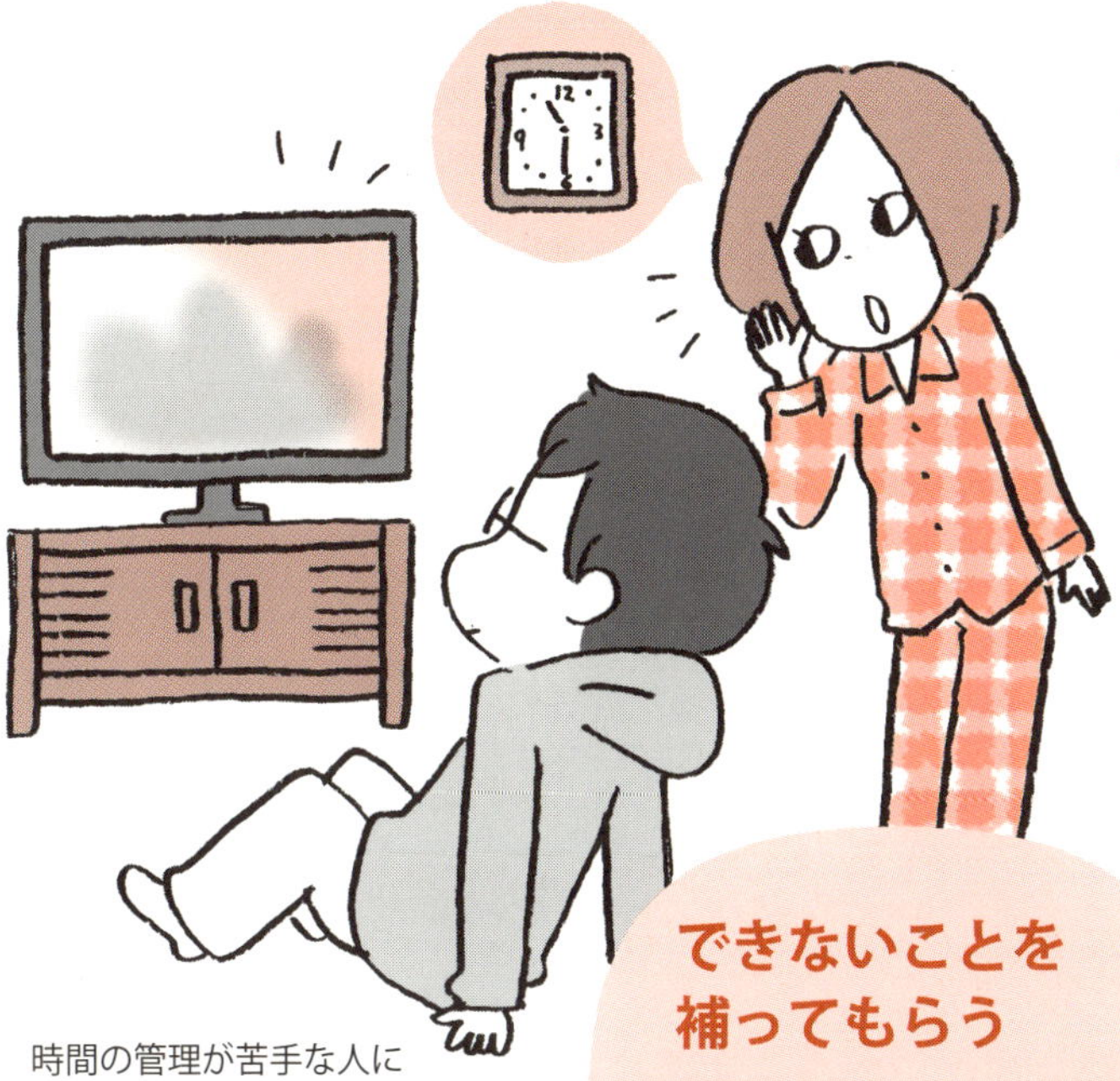

時間の管理が苦手な人にとって、家族がときおり時刻を教えてくれるとありがたい

## 長所にも短所にもサポートを

苦手なことをサポートしてもらうのも重要ですが、同様に、得意なことを十分に認めてもらうのも、大切です。

### できることを認めてもらう

休職すると欠点ばかりが注目されがちだが、得意な作業があることも理解してもらう。その分野で貢献できる環境をつくる

### できないことを補ってもらう

特性の影響でどうしても苦手な作業は、ほかの人に手伝ってもらったり、補足してもらったりする

### 努力をサポートしてもらう

特性の影響を減らそうとして努力や工夫をしている点も、すぐには改善しにくいので、サポートを得る

### できることが増える

総合的なサポートを得ることで、できる作業が増えていく。苦手な作業が目立たなくなる

### 自信がついてくる

評価されることが増え、自信がついてくる。落ち着いて作業できるので、成功も増える

### 頼みづらい人は無理しないで

復職支援プログラム参加者のなかには、家族や同僚に発達障害のことを言いづらいとうったえる人もいます。打ち明けても理解が得にくい関係であることを、本人がよくわかっているのでしょう。

そういう関係性のなかにいる場合は、無理に支えを求めようとせず、配慮を頼む程度にしましょう。それでも状況が改善しなければ、そのときにまた医師と相談してみてください。

# 仲間を鏡のようにして、発達障害を理解する

デイケアや当事者の会などで発達障害の人に出会えた場合、その仲間との交流を通じて、障害のことをより深く理解できます。

**本人ができること**

## 理解の参考にする

自分以外の発達障害の人と交流すると、発達障害というものを客観的に理解する機会ができます。さまざまな特性があることを、実体験できるのです。

### ひとりで学べることには限界がある

診察を受けたり本を読んだりすることで、発達障害の概要を知ることはできますが、知識的な理解にとどまります。

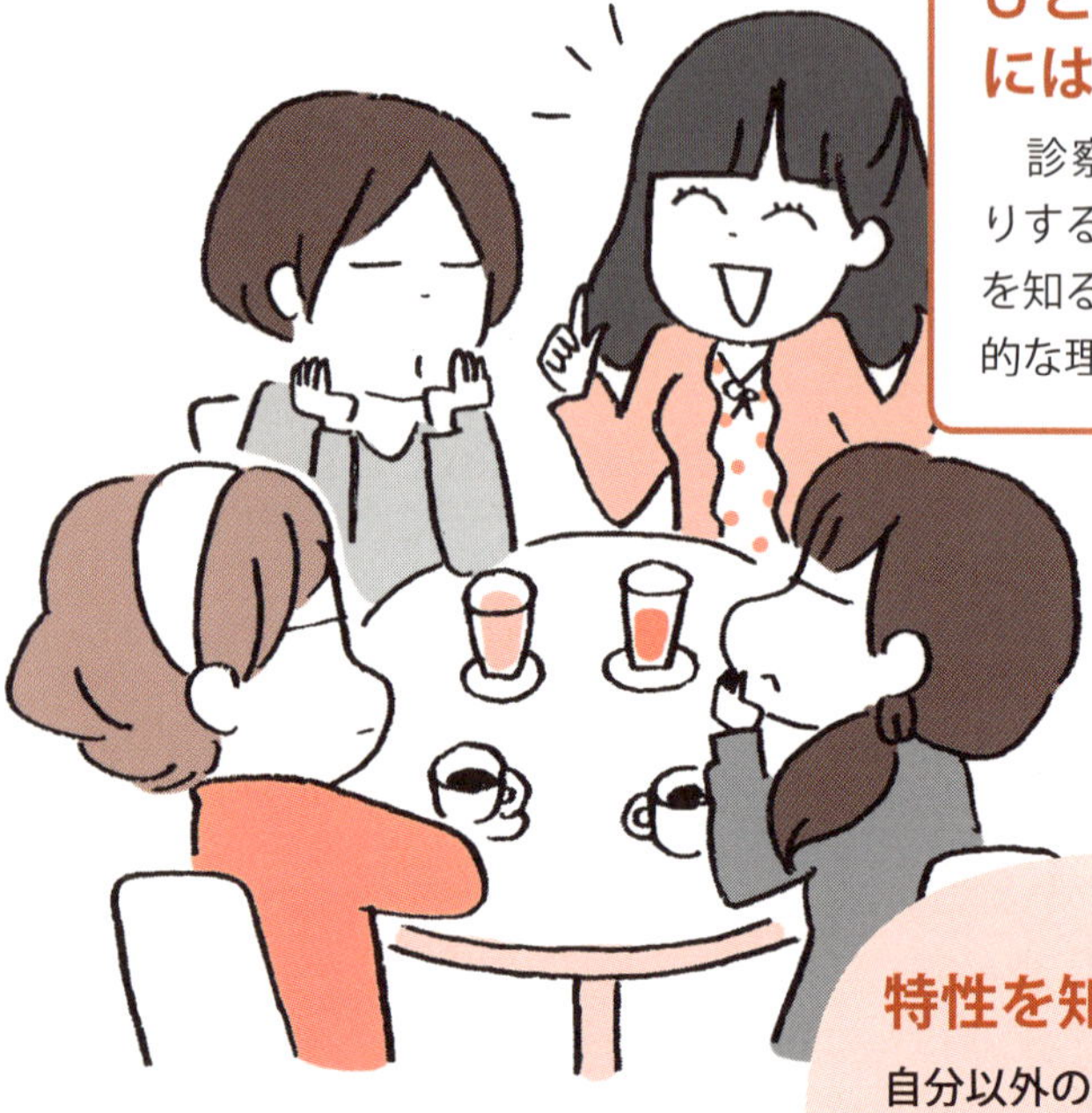

ひとりで語りつづける人をみて、ASDの「社会性の乏しさ」を実感として理解する

### ○ 特性を知るたすけに

自分以外の発達障害の人と交流すると、特性にはどのようなものがあり、仕事にどんな影響が出るか、多くの例を知ることができる

### 対策のヒントに

ほかの人が仕事で注意・工夫していることを聞いて、参考にできる。そのまま自分の生活にとり入れられることもある

### × 状態の優劣を比べる

ほかの人と自分の共通点や相違点をみるのはよいが、その優劣を比べるのはよくない。仲間よりもよくなることに目が向いてしまう

新しい仲間が増えると、なにかしら教えたくなるかもしれないが、ただ受け入れ、交流するだけでよい

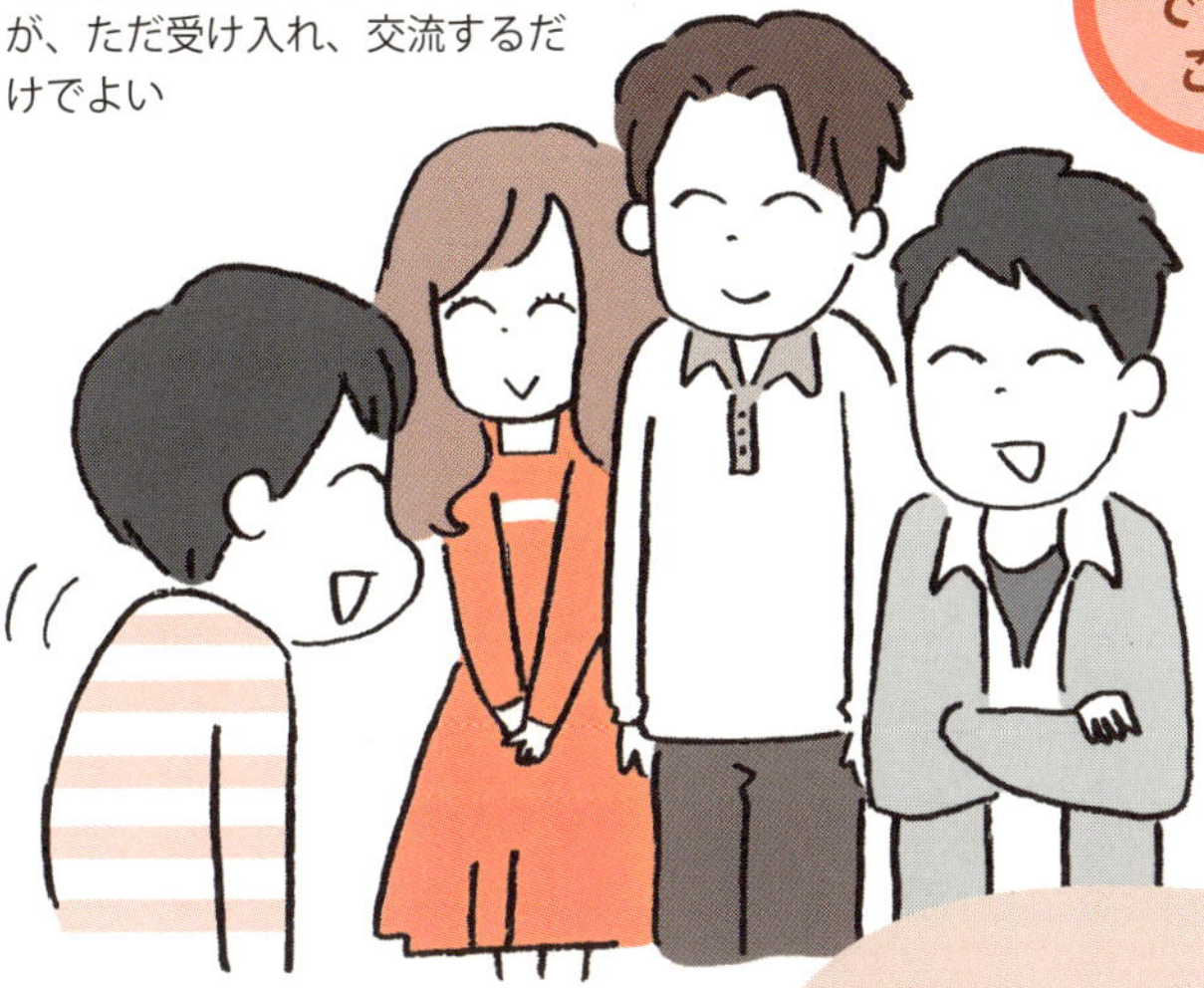

**仲間ができること**

## 教えるのではなく交流する

自分が発達障害の仲間にとって、障害を理解するたすけになることもあります。ただし、そういう意識をもちすぎて、教えようとするとうまくいきません。教えることは意識せず、交流しましょう。

### 教えすぎない

経験を伝えることはできるが、それを教えこもうとすると、相手と衝突しがち。ただ伝え、参考にしてもらうだけでよい

### 理解のヒントに

自分にとって仲間が理解のたすけになるように、自分の行動も、まわりの仲間たちにとって参考になる

### 障害も自分のこともより深く理解できる

発達障害の人にとって自分の特性は、生まれたときから自然と存在するものです。ほかの大多数の人には存在しない「特性」だと言われても、なかなか理解や想像、実感ができません。

その理解の難しさが、発達障害の仲間と交流することで、解消されていきます。ほかの人の特性を間近に体感し、それを自分やまわりの人の行動と比べることで、特性がどういうものか、実感することができます。仲間を鏡のようにして、発達障害やその特性をより深く理解していけるのです。

### 別の診断の人からも学べることがある？

医療機関のデイケアでは、発達障害のほかに、うつ病や躁うつ病、統合失調症などの病気の人が参加している場合があります。ほかの病気の人との交流でも、発達障害の理解が深まることがあります。

同じコミュニケーションの悩みでも、病気によってその背景は違うことを理解できるのです。

# 復職後も、仕事について定期的に相談する

発達障害特性に関する悩みがなくなることはありません。同じ障害の仲間と接点をもち、いつでも相談できるようにしておきましょう。

本人ができること

## 相談相手をもち続ける

　通院中や復職支援プログラムの参加中は仲間と交流しやすいのですが、職場に復帰すると、交流がとぎれがちです。そうならないよう、自助グループなどに参加して、仲間との接点をもち続けましょう。

医療機関では、発達障害の人が集まる自助グループが活動している場合がある。自主的に集まって、互いの悩みを相談している

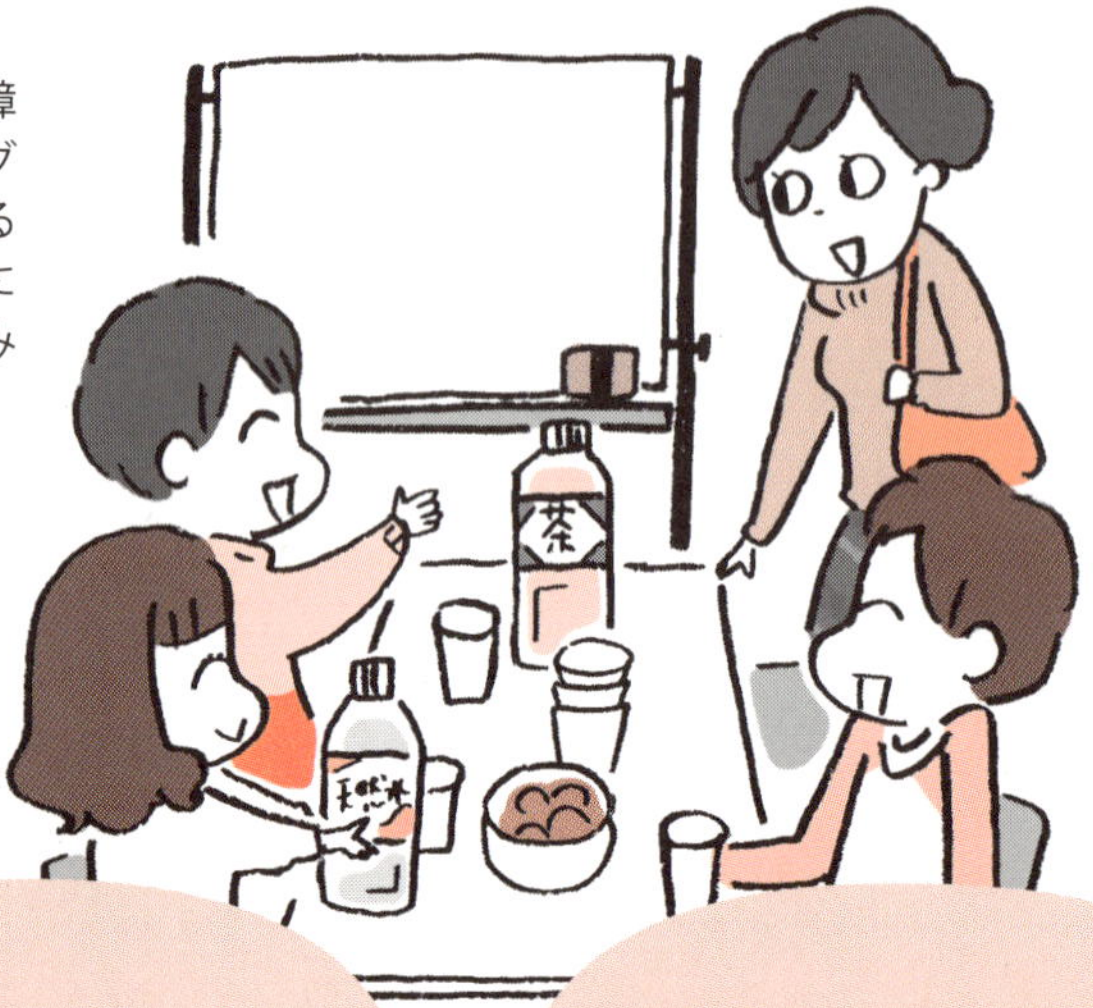


### 相談する

復帰前にどんなに準備していても、職場に戻ってみると、なにかしら悩みが生じる。自分より早く復帰した仲間に相談したい

### 継続する

1回かぎりの相談ではなく、定期的に仲間と話したい。自助グループなど、仲間が集まる場に継続的に参加する

### 安心できる

実際にはあまり相談していなくても、「困ったら人に話せる」と思えるだけで、安心して仕事にのぞめる

### 悪化を防げる

困ったときに相談することで、状況がそれ以上悪化することを防げる。早期受診をすすめてもらえたりする

自助グループでの集会が終わったら、相談は終了。個人的な交流はせず、すっきりと別れる

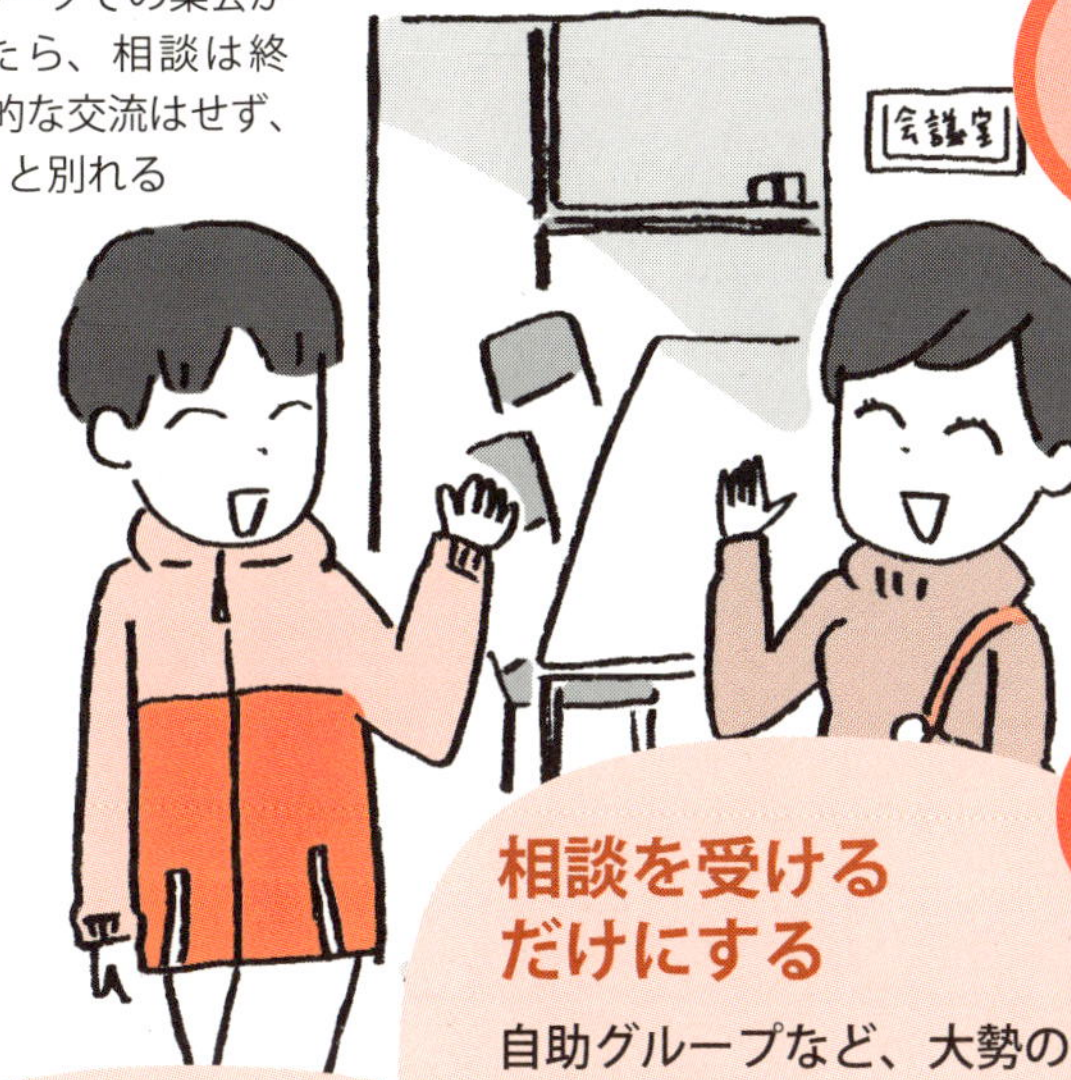


## 仲間ができること　関わりすぎない

　自分も仲間として、人の相談相手になることはよいのですが、その相手と互いに依存するような深い関係になってしまうと、また別の悩みが出てきます。関わりすぎ、頼りすぎに注意しましょう。

○

### 相談を受けるだけにする

自助グループなど、大勢の集まる場で相談する。相手の家族や職場の説得など、個人的な頼みごとは引き受けない

### 意見を押しつけない

障害特性への対応に正解はない。自分の方法が相手に合うとはかぎらないので、なにごとも参考程度に伝える

×

### 個人的に付き合う

頼られるうちに、面倒をみることに使命感のような意識をもち、共依存の関係になる場合がある。グループ以外では仲間に会わないようにするとよい

## 仲間相手だと発言が増える

　発達障害の人には、同じ障害の人だけが集まる場では、ほかの場にいるときよりも発言が増える傾向があります。

　うつ病や躁うつ病などの病気の人といっしょのときにはなかなか言えないことが、同じ障害の人を相手にしたときには、言いやすくなるようです。

## 話せる相手がいるという安心感

　発達障害の人の多くは、日頃、まわりの人に悩みを理解してもらえず、苦しんでいます。

　同じ障害の人とやりとりをするときには、つらさを理解してもらえるという嬉しさから、発言が多くなるのでしょう。

　そのように、抵抗なく話し合える相手をもつことができれば、安心して日々をすごせます。

2ページでわかる

# 仲間どうしの交流・情報交換「ピアサポート」

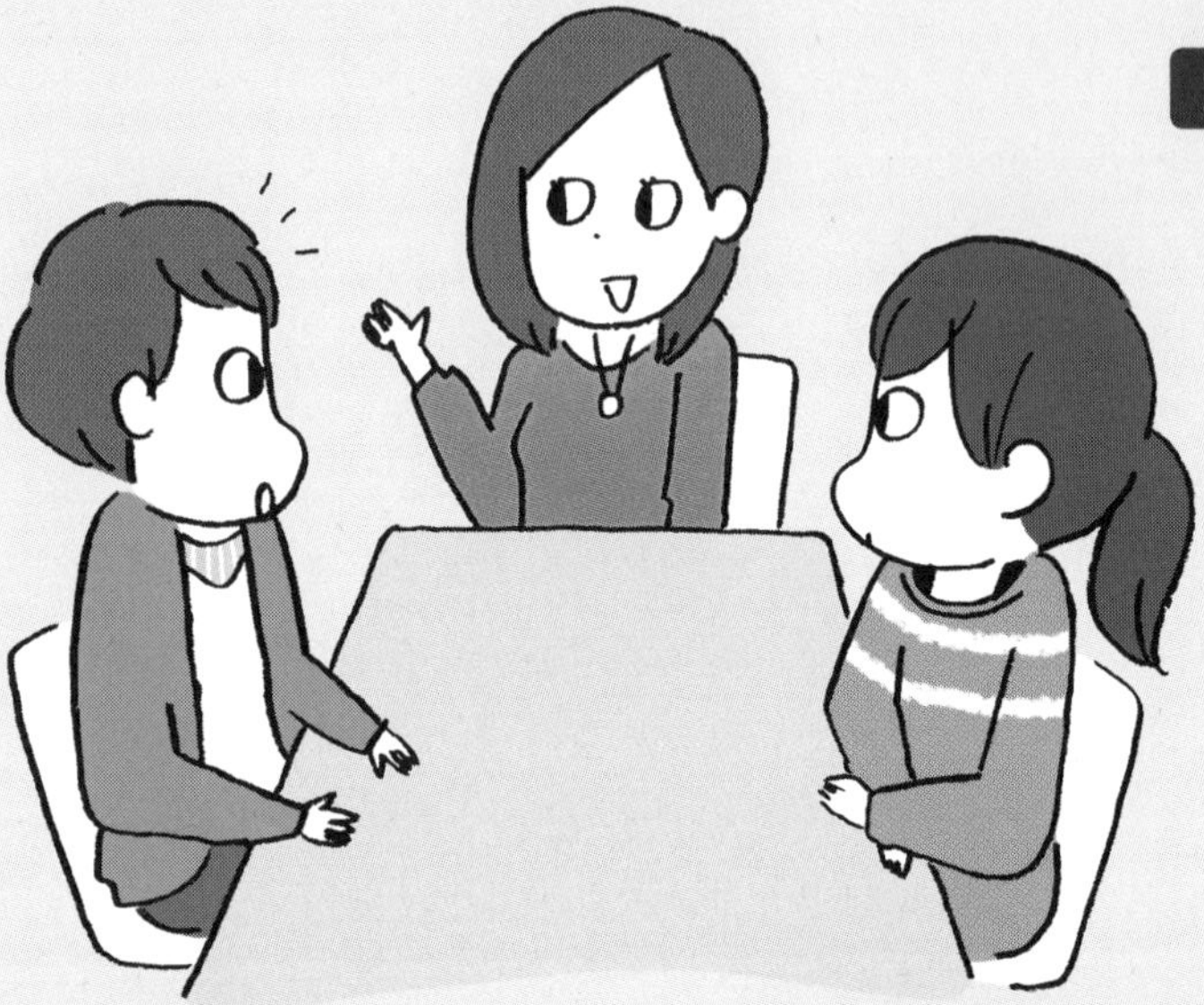

## SSRとピアサポートの違い

メディカルケア虎ノ門では、復職支援プログラムである「SSR」とは別に、発達障害のピアサポート（仲間どうしの支え合い）グループ「Monthly Com's」を運営しています。そこでは、仕事だけでなく、生活全般の支援をとりあげ、当事者どうしの交流を支えています。

ピアサポートグループには働いていない人も集まり、仕事以外の悩みについても話し合っている

### SSR

- 復職支援プログラム。目的は職場復帰と就労継続
- 参加者は休職中で、復職をめざしている人
- とりあげるテーマは病気のこと、仕事のこと
- 週２回のペースで、３ヵ月間くらい参加する

SSR参加者が復職後に交流を求めて、ピアサポートグループに参加することもある

### Monthly《マンスリー》 Com's《コムズ》

- ピアサポートグループ。目的は悩みや困難の軽減
- 参加者は成人全般。働いていない人や学生も
- とりあげるテーマは病気のこと、生活のこと
- 月１回のペースで開催。参加したいときに参加する

## 「ピア」は仲間という意味

ピアサポートのピアとは、英語で仲間のことです。仲間どうしで支え合うことをピアサポートといいます。

メディカルケア虎ノ門ではピアサポートグループを運営していますが、復職支援プログラムも、仲間どうしで共同作業をする点では、ピアサポートになっています。

## 医学的ではなく、共感的なサポート

ピアサポートは治療ではありません。治療と並行させる、補助的なとりくみです。医師や医療スタッフが指示をすることは基本的にありません。口論など、危険な状況になったときにだけ、やりとりに介入します。

ピアサポートでは、参加者どうしの理解や共感、たすけ合いが重視されるのです。

### ピアサポートグループの探し方

Monthly Com's のようなピアサポートグループに参加したいときは、地域の当事者の会や、医療機関・公的機関のグループを探しましょう。

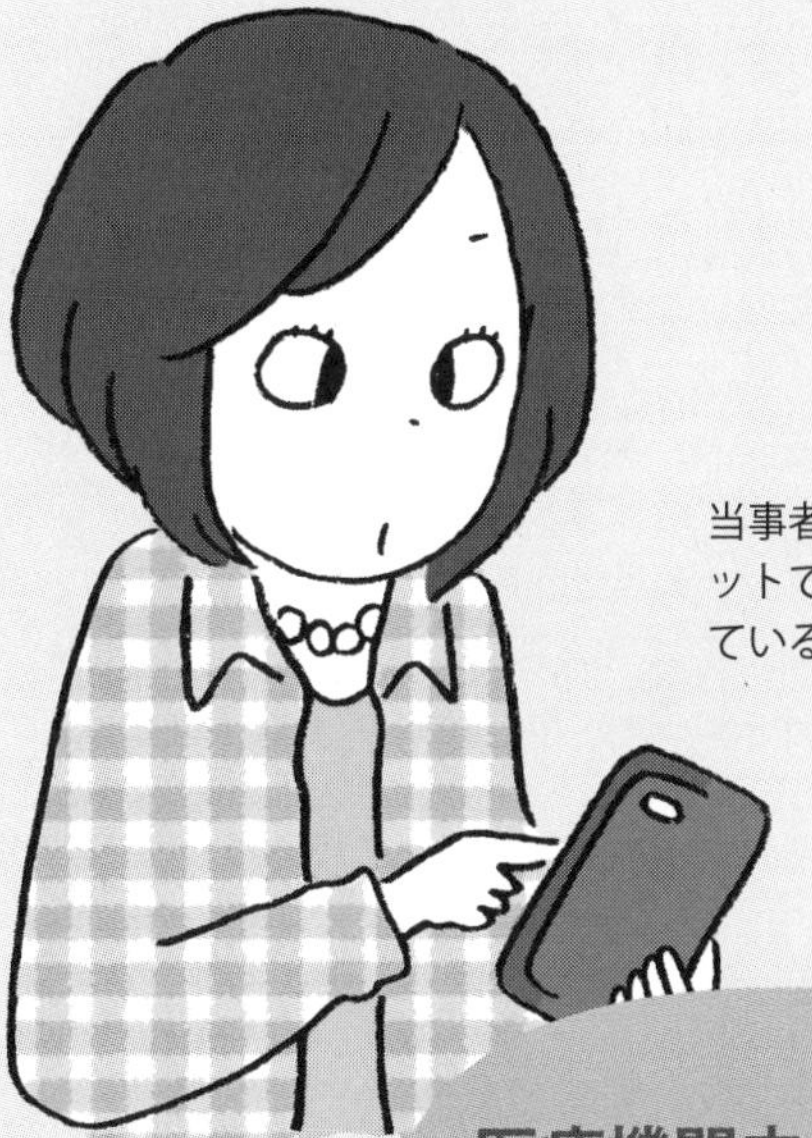

当事者の会はインターネットで開催情報を発表していることが多い

**当事者の会**

近年、発達障害の人どうしが集まる会が、各地で誕生している。インターネットで探すことができる。参加する場合は事前に医師に相談を

**医療機関内のグループ**

医療機関が、患者さんどうしの会をサポートしている場合がある。通院中に参加をすすめられることがある

**各種センターのグループ**

地域障害者職業センターなどが、発達障害支援のグループワークを実施していることがある。そこで仲間と出会い、支え合える

# 「大人なんだから」という先入観を捨ててもらう

家族には発達障害のことを理解し、「大人はこれくらいのことはできる」という先入観を捨ててもらいましょう。そこから支援がはじまります。

## 理解者として、声をかけてもらう

発達障害の人は、自分の考え方や働き方を見直し、時間をかけてそれを変えていこうとします。

そのとき、身近な家族が障害のことや、本人がとりくんでいるリハビリのことを理解していてくれると、大きな支えとなります。

たとえば、本人が自分では時間の感覚をなかなかもてず、予定通りに行動できていないとき、家族が声をかけ、きっかけをつくってくれれば、行動をスムーズに切り替えられます。

そういった体験を積み重ねていくなかで、行動は徐々に変わっていきます。家族の理解と支援が、リハビリの支えとなるのです。

**本人ができること**

### 理解してもらう

発達障害のことを説明し、適切に理解してもらいましょう。自分で説明するのが難しければ、医療機関のサポートを得てください。

**自分で伝える**

生活のなかで適宜説明したほうが、理解してもらいやすい。自分で随時、説明できれば理想的だが、なかなか難しい

本人からの説明だけでは理解してもらえない場合は

**いっしょに受診する**

医療機関を受診する際、家族に同行を頼む。医師から説明してもらい、家族にも不明点を質問してもらう

家族向けの受診日や相談窓口をもうけている医療機関もある

**家族ができること**

## 先入観を捨ててフォロー

家族が発達障害を理解したうえで、柔軟にサポートをしてくれれば、非常にたすかります。ポイントは、「大人」「一般常識」といった先入観にとらわれない対応ができるかどうかです。

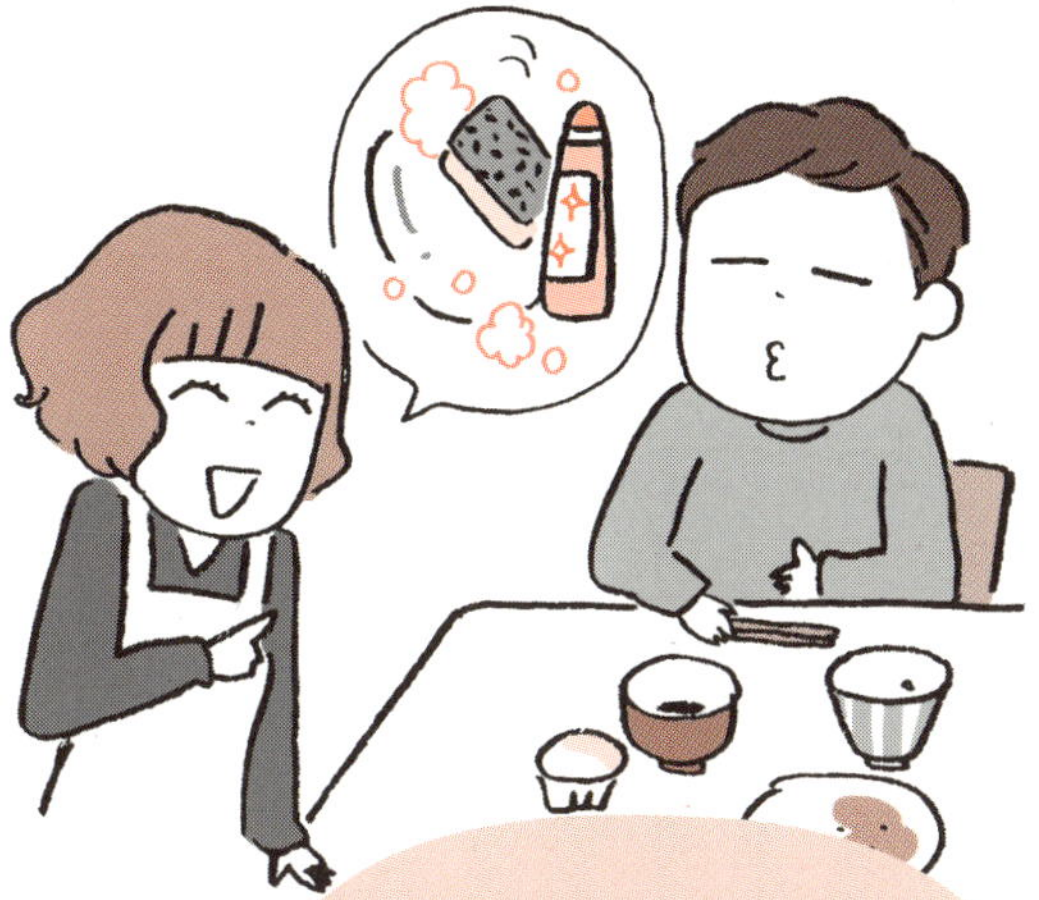

遠回しな言い方をせず、「食べ終わったらお皿を洗ってね」と伝える

### 具体的に伝える

ASD の人には「もっと」「ちゃんと」といった曖昧な言葉は通じにくい。「○○を」「△回」などの具体的な言い方を心がける

### 先入観を捨てる

「言わなくてもわかる」「がんばればできる」といった先入観を捨て、「支援したほうができる」という考えをもつ

### 理解する

発達障害や特性を適切に理解する。本人がどんなに努力しても改善しにくい部分があることを知る

### できることに注目する

支えようと思うと、欠点を探してしまいがち。得意な部分にも目を向け、その点では頼ったほうがよい

### 夫婦と親子では理解度が違う

家族とひとくちに言っても、夫婦と親子では、理解の得やすさに大きな違いがあります。

長年付き合ってきている親子関係では、互いの得手不得手をよくみています。それが障害によるものだと説明されたとき、多くの親子がすんなりと理解できます。

いっぽう夫婦関係の場合、発達障害だと説明されてもなかなか理解できない傾向があります。相手の特性をまだ許容できず、できれば治してほしいと考えてしまうようです。医師にそういう希望を伝える人もいます。

# 制度を利用するときには家族に手伝いを頼む

休職・復職時や通院時の手続き、各種制度の利用の際には、家族にサポートしてもらいましょう。

## 書類をつくるのは苦手な人もいる

休職・復職や通院などの際には、さまざまな手続きが必要となります。複数の書類を用意し、提出することもあります。

そのとき、ＡＳＤの人は質問に対して必要事項だけでなく、不要なことまで長々と書いたり話したりする場合があります。いっぽうＡＤＨＤの人では、記入もれや提出の遅れなどがみられます。

発達障害の人のなかには、書類の作成や手続きが苦手な人が、よくいるのです。

重要書類に不備が出て、リハビリや復職が台無しになってしまうことのないよう、家族に協力してもらいましょう。

**本人ができること**

### 困ったら相談する

休職や通院、そして復職のときには、さまざまな手続きが必要となります。ひとりで対処するのが難しい場合は、家族に相談しましょう。

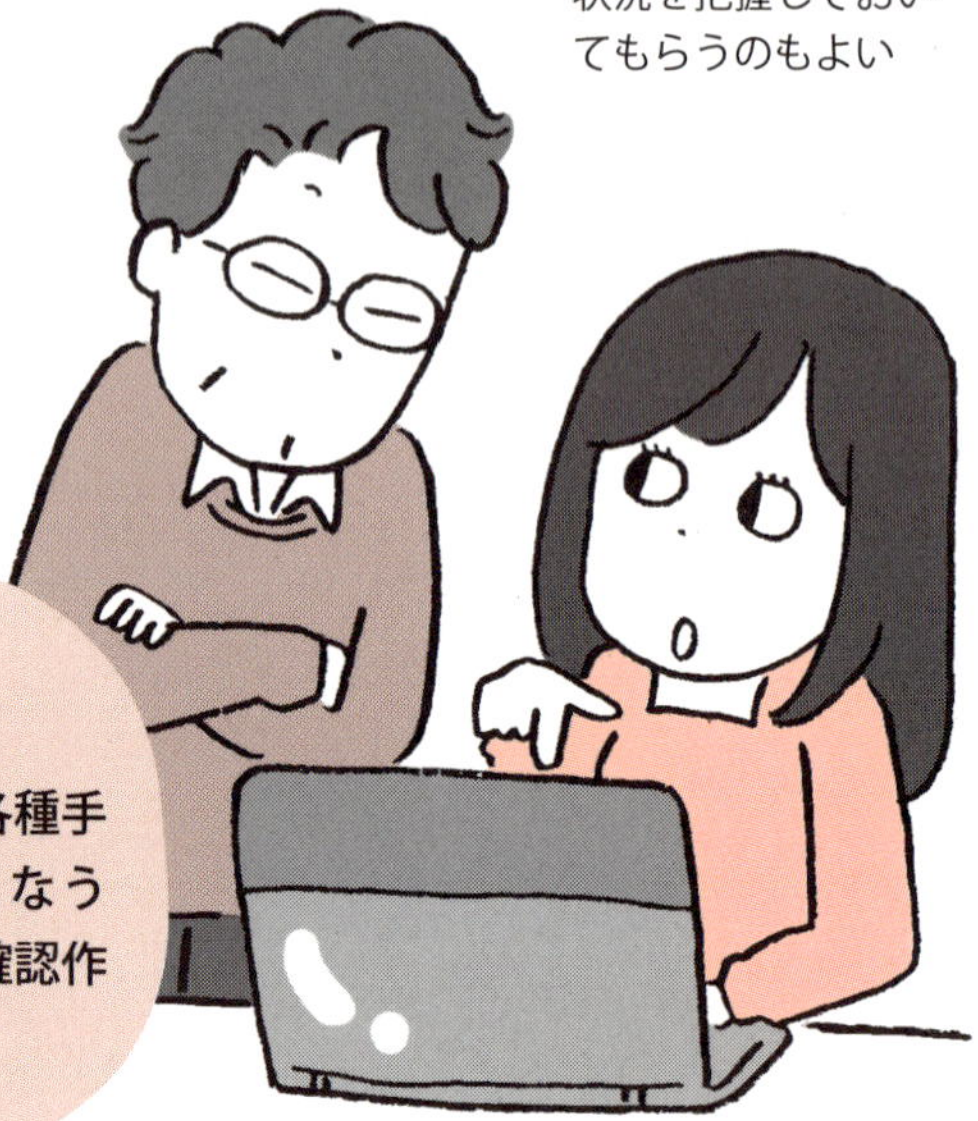

勤務先から届いたメールを家族にみせ、状況を把握しておいてもらうのもよい

**治療中は頼りにする**

休職前後など、心身の状態が悪く、思考力が低下している場合がある。手続きが難しいと感じたら、家族に相談する

**苦手なことも頼む**

状態が回復してきても、各種手続きを手早く正確におこなうのは難しい場合がある。確認作業などを頼むとよい

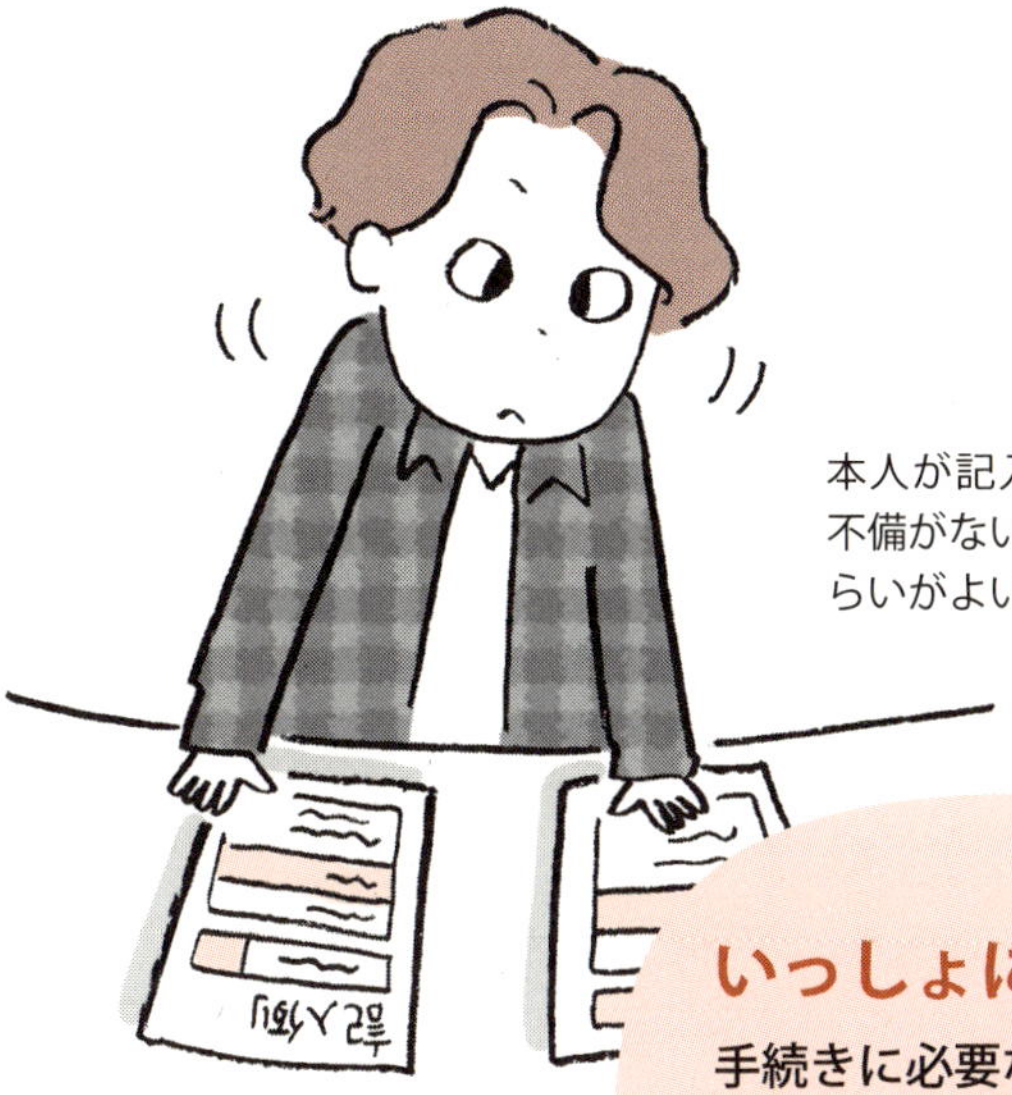

本人が記入した書類を、不備がないか確認するくらいがよい

## 家族ができること 手続きを手伝う

本人から相談があったら、各種手続きを手伝いましょう。ただし、手続きの主体はあくまでも本人です。苦手な部分を補うことが原則となります。

### ○ いっしょに手続き

手続きに必要な連絡や、書類の作成・提出などを、本人と協力しておこなう。本人が間違えているところは指摘する

### 苦手なことは手伝う

必要事項の記入やその確認など、本人が障害特性の影響で苦手としていることがあれば、手伝う

### × 先回りして代行する

最初から本人には難しいと決めつけ、代行してしまうのはよくない。本人の社会生活スキル低下につながる

## 役立つ制度

### ●勤務形態の調整

復職の際、試し勤務や慣らし勤務といった名称で、勤務時間などを一時的に調整できる場合がある。職場によって対応が違うので、担当者に問い合わせを。

### ●ジョブコーチ

職場定着をたすけるため、支援者が数ヵ月間、勤務先に通い、フォローしてくれる。発達障害があり、それを職場に伝えることが条件となる。主な窓口は地域障害者職業センター。

### ●障害者手帳

療育手帳や精神障害者保健福祉手帳を取得することで、税金が控除されるなどの支援が受けられる。また、障害者就労を選択できるようになる。

# せめて上司と産業医には理解と配慮を求めたい

上司をはじめとする職場の支えが得られれば、それもたすけになりますが、誤解されるケースもあるので、慎重に対応しましょう。

**本人ができること**

## 伝える相手を選ぶ

同僚全員に発達障害を理解してもらい、支援を頼むのは、簡単ではありません。現実的には、障害や特性、配慮事項を伝える相手を選び、一部の人の理解を得ることがすすめられます。

### 上司には伝えたい

直属の上司には配慮事項などを伝えたい。産業医や人事担当者から伝えてもらうのもよい

### 同僚には伝えてもよい

上司以外の同僚には、必要に応じて伝える。本人から全員に説明するのは難しいので、上司から必要事項を伝えてもらう

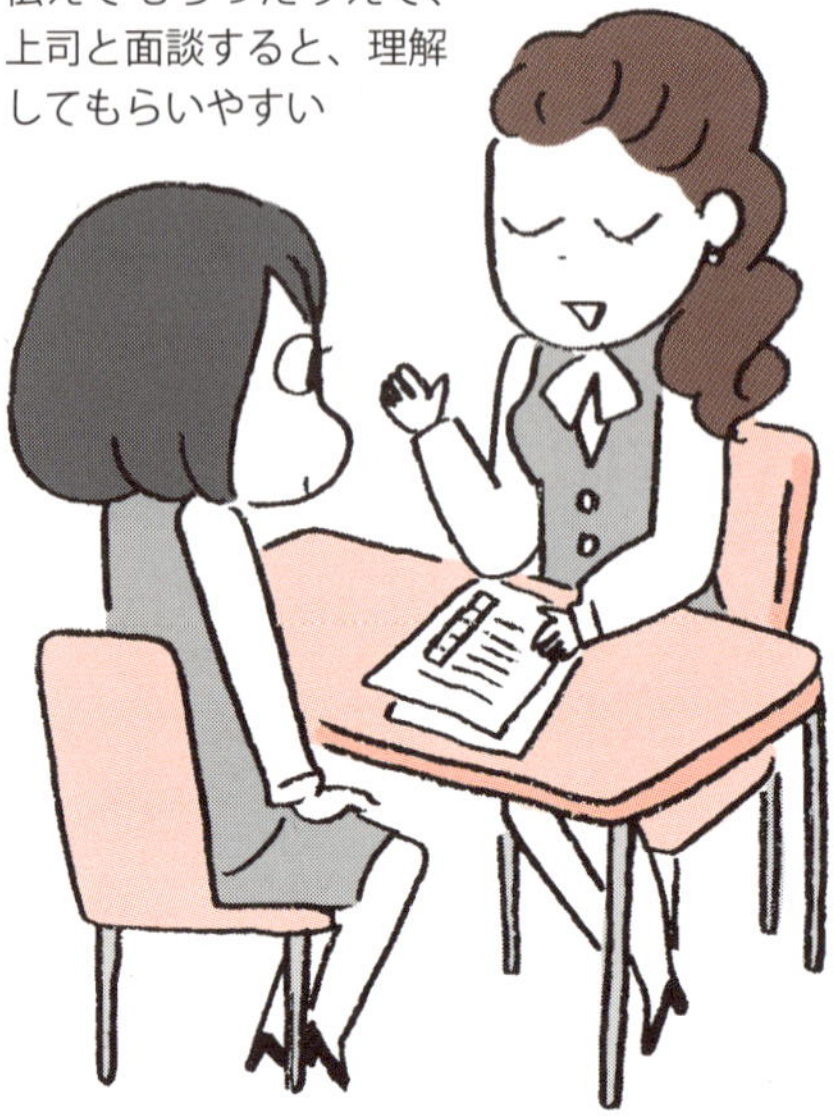

産業医から上司に状況を伝えてもらったうえで、上司と面談すると、理解してもらいやすい

## 同僚には必ずしも伝えなくてもよい

職場で発達障害への理解を得ることも重要ですが、同僚全員に適切に理解してもらうのは、難しいかもしれません。

発達障害に対する理解は、まだ広がりはじめたばかり。用語として聞いたことがあるという程度の理解にとどまっている企業も、数多くあります。

そのなかで、職場に理解と支援を強く求めるのは、かえって状況を難しくする場合があります。

理解や支援、配慮を求めることを前提としながらも、職場の産業医や人事担当者、上司と相談しながら、現実的な解決策をみつけていきましょう。

## 同僚ができること　必要事項を理解する

　同僚ができるのは、産業医や人事担当者、上司などから説明された配慮事項などを理解し、対応すること。それ以上の対応をとりたいときには、産業医などに相談しましょう。

特別に説明の機会をもうけるのではなく、部内会議などで必要事項を伝えるだけでもよい

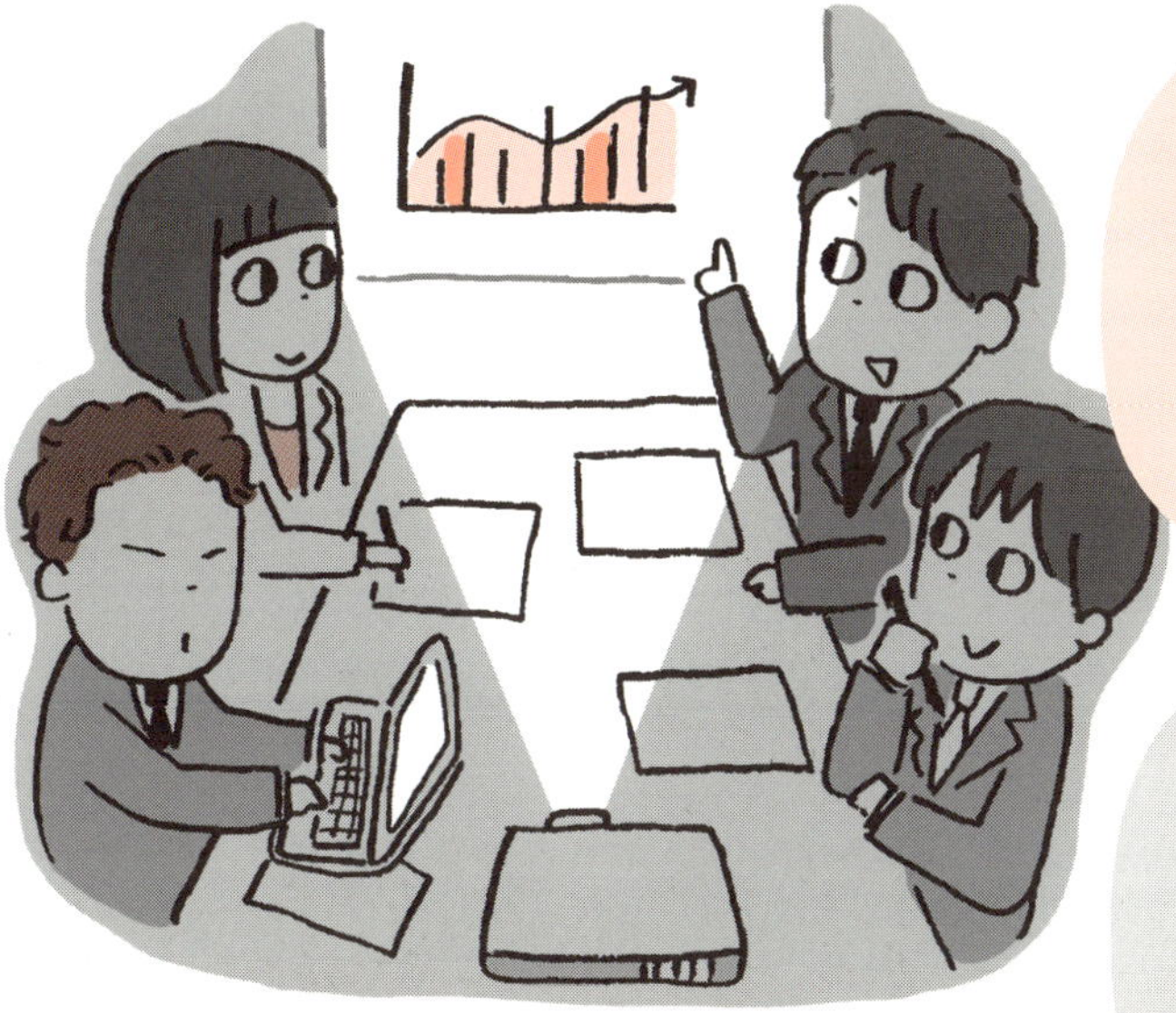

**上司が部下へ伝える**

直属の上司は、本人や産業医、人事担当者と相談のうえで、部下に伝えることを決める。本人の同意を得てから、部下への説明をおこなう

**同僚は説明にそって対応する**

上司からの説明を聞き、配慮事項などを理解する。それ以上のことを先回りして対応しなくてもよい

### 職場としての基本方針

#### ● 疾病《しっぺい》性より事例性

　発達障害対応の基本は、疾病性よりも事例性を重視すること。病気の有無ではなく、業務上の事例をチェックする。病気によって業務に支障が出ていたら、産業医や人事担当者に相談し、本人へ再受診などの提案をおこなう。

#### ● 仕事とのマッチング

　発達障害の人は得意・不得意の差がはげしい。仕事と本人の特性がマッチしていれば、平均よりも優れた結果を出す。問題が起こるのは、仕事とマッチしていない場合。配置転換によって問題が解決する場合がある。

ある部署では問題が続発していたのに、配置転換後は結果が出るという場合がある

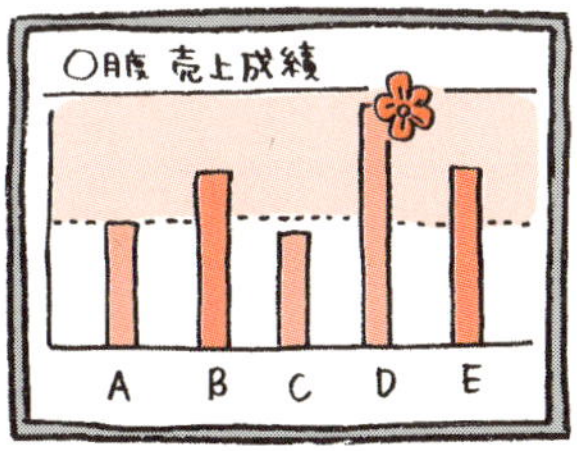

Q&Aコラム

# 発達障害は子どもに遺伝する？

## Q 親子で特性が同じなのは遺伝？

**A** 発達障害の診断を受け、説明を聞いたときに、両親や子どもにも同じことが当てはまるという感想をもつ人がいます。そして家族が実際に、同様の診断を受けるケースがあります。

そういった事例のすべてが遺伝によるものとはかぎりませんが、発達障害の特性には、遺伝性があるといわれています。特性は必ず遺伝するわけではなく、どのようなメカニズムで親子に同じ特性が発現するのか、その詳細はわかっていません。発達障害と遺伝の研究は、いまも進められています。

## Q これから出産を考えている人は？

**A** 発達障害に遺伝性があるといわれるからといって、妊娠や出産をひかえる必要はありません。

親子でも、障害特性が子どもにはまったくみられない場合もあります。遺伝する場合もありますが、その予測はできません。

予測できないことのために、妊娠や出産の希望を捨てることはないでしょう。

また、特性が遺伝したとしても、理解と支援があれば、大きな問題もなく生活できます。

**遺伝についてわかっていること**

- 発達障害特性には遺伝性があるといわれている
- 特性がどのように遺伝するか、詳細はわからない
- まったく遺伝しない場合もある

■ 監修者プロフィール

**五十嵐良雄（いがらし・よしお）**

1949年、東京都生まれ。メディカルケア虎ノ門院長。医学博士。精神保健指定医。76年、北海道大学医学部卒業。埼玉医科大学、ミラノ大学やユトレヒト大学への留学、秩父中央病院長などをへて、2003年にメディカルケア虎ノ門を開設、院長に就任。現在、うつ病リワーク研究会代表世話人、東京大学大学院非常勤講師などを兼務。専門はうつ病の治療、復職支援。主な著書に『うつ病リワークプログラムのはじめ方』（共同執筆、弘文堂）など。テレビ、新聞などの取材を多数受けている。

● **編集協力**
オフィス201

● **カバーデザイン**
相京厚史［next door design］

● **本文デザイン**
南雲デザイン

● **本文イラスト**
松本麻希

健康ライブラリー

**発達障害《はつたつしようがい》の人《ひと》が**
**長《なが》く働《はたら》き続《つづ》けるためにできること**

2014年11月26日　第1刷発行
2018年 2 月23日　第3刷発行

| | |
|---|---|
| 監修 | 五十嵐良雄（いがらし・よしお） |
| 発行者 | 鈴木 哲 |
| 発行所 | 株式会社 講談社<br>東京都文京区音羽２丁目12-21<br>郵便番号　112-8001<br>電話番号　編集　03-5395-3560<br>販売　03-5395-4415<br>業務　03-5395-3615 |
| 印刷所 | 凸版印刷株式会社 |
| 製本所 | 株式会社若林製本工場 |

N.D.C.493　98p　21cm



ISBN978-4-06-278973-8

■ **参考文献**

秋山剛／うつ病リワーク研究会監修
『うつ病の人の職場復帰を成功させる本
支援のしくみ「リワーク・プログラム」活用術』
（講談社）

五十嵐良雄著
『ササッとわかる「うつ病」の職場復帰への治療』
（講談社）

五十嵐良雄著
『jmedmook 26　あなたも名医!「うつ状態」を知る・診る
おや？ もしや？ おかしいな？ と思ったら』
（日本医事新報社）

加藤進昌著
『あの人はなぜ相手の気持ちがわからないのか
もしかしてアスペルガー症候群!?』（PHP研究所）

加藤進昌著
『大人のアスペルガー症候群』（講談社）

米田衆介著
『アスペルガーの人はなぜ生きづらいのか？
大人の発達障害を考える』（講談社）

## 講談社　健康ライブラリー　イラスト版

### 入門 うつ病のことがよくわかる本

六番町メンタルクリニック所長
**野村総一郎**　監修

典型的なうつ病から、薬の効かないうつ病まで、最新の診断法・治療法・生活の注意点を解説。

定価　本体1200円(税別)

### 双極性障害(躁うつ病)のことがよくわかる本

六番町メンタルクリニック所長
**野村総一郎**　監修

絶好調かと思えばどん底。その苦しさは躁うつ病かも。財産、家族、命までも失いかねない病気。早期発見を!

定価　本体1200円(税別)

### アスペルガー症候群・高機能自閉症のすべてがわかる本

児童精神科医
**佐々木正美**　監修

自閉症の一群でありながら、話し言葉は達者なのが、アスペルガー症候群。自閉症と異なる支援が必要です。

定価　本体1200円(税別)

### うつ病の人の職場復帰を成功させる本
支援のしくみ「リワーク・プログラム」活用術

**秋山剛、うつ病リワーク研究会**　監修

実施機関の探し方から参加条件、内容、費用、復職時の手続き、心構えまでを詳しく解説!

定価　本体1200円(税別)

### 認知行動療法のすべてがわかる本

千葉大学大学院　医学研究院教授
**清水栄司**　監修

治療の流れを、医師のセリフ入りで解説。考え方の悪循環はどうすれば治るのか。この一冊でわかる。

定価　本体1200円(税別)

### 認知行動療法セルフケアブック　職場編

千葉大学大学院　医学研究院教授
**清水栄司**　監修

書きこみ式シートを使って、自宅で認知行動療法にチャレンジ!完璧主義や人間不信を解消しよう。

定価　本体1200円(税別)

## 講談社　こころライブラリー　イラスト版

### 大人のアスペルガー症候群

児童精神科医
**佐々木正美**　監修
早稲田大学教育・総合科学学術院教授
**梅永雄二**　監修

アスペルガー症候群の人が成人期に抱えやすい悩みと、その背景を解説します。職場に定着できないわけとは——。

定価　本体1300円(税別)

### アスペルガー症候群　就労支援編

児童精神科医
**佐々木正美**　監修
早稲田大学教育・総合科学学術院教授
**梅永雄二**　監修

就労支援の現場からのアドバイスを満載した、アスペルガー症候群の人のための就活本です!

定価　本体1300円(税別)